Baja En Carbohidratos

La Última Guía Baja En Carbohidratos Para Perder Peso (50 Ultimas Recetas Para Dieta Baja En Carbohidratos)

Iber Peres

Publicado Por Daniel Heath

© **Iber Peres**

Todos los derechos reservados

Baja En Carbohidratos: La Última Guía Baja En Carbohidratos Para Perder Peso (50 Ultimas Recetas Para Dieta Baja En Carbohidratos)

ISBN 978-1-989808-13-9

Este documento está orientado a proporcionar información exacta y confiable con respecto al tema y asunto que trata. La publicación se vende con la idea de que el editor no esté obligado a prestar contabilidad, permitida oficialmente, u otros servicios cualificados. Si se necesita asesoramiento, legal o profesional, debería solicitar a una persona con experiencia en la profesión.

Desde una Declaración de Principios aceptada y aprobada tanto por un comité de la American Bar Association (el Colegio de Abogados de Estados Unidos) como por un comité de editores y asociaciones.

No se permite la reproducción, duplicado o transmisión de cualquier parte de este documento en cualquier medio electrónico o formato impreso. Se prohíbe de forma estricta la grabación de esta publicación así como tampoco se permite cualquier almacenamiento de este documento sin permiso escrito del editor. Todos los derechos reservados.

Se establece que la información que contiene este documento es veraz y coherente, ya que cualquier responsabilidad, en términos de falta de atención o de otro tipo, por el uso o abuso de cualquier política, proceso o dirección contenida en este documento será responsabilidad exclusiva y absoluta del lector receptor. Bajo ninguna circunstancia se hará responsable o culpable de forma legal al editor por cualquier reparación, daños o pérdida monetaria debido a la información aquí contenida, ya sea de forma directa o indirectamente.

Los respectivos autores son propietarios de todos los derechos de autor que no están en posesión del editor.

La información aquí contenida se ofrece únicamente con fines informativos y, como tal, es universal. La presentación de la información se realiza sin contrato ni ningún tipo de garantía.

Las marcas registradas utilizadas son sin ningún tipo de consentimiento y la publicación de la marca registrada es sin el permiso o respaldo del propietario de esta. Todas las marcas registradas y demás marcas incluidas en este libro son solo para fines de aclaración y son propiedad de los mismos propietarios, no están afiliadas a este documento.

TABLA DE CONTENIDO

Parte 1 1

Introducción 2

Sopas Simples Y Estofados.................................... 7

Sopa De Calabaza Picante..................................... 8

Sopa De Maíz De Monterrey 10

Sopa De Cangrejo Mexicana................................ 13

Sopa Gumbo Fácil 14

Estofado De Pollo Al Ajo 17

Sopa De Chile Relleno... 18

Sopa De Cebolla Tres Quesos Franceses............. 20

Nuevos Favoritos De Pollo 23

Pollo Relleno De Cangrejo Y Parmesano 24

Pollo Tailandés Marinado 26

Pollo Al Arándano... 27

Elegante Pollo Con Champiñones....................... 30

Pollo Con Salsa Balsámica Y Miel........................ 31

Pollo En Hojas De Limón Con Fideos De Calabacín............ 33

Pollo Ahumado 36

Pollo Jerk Con Verduras 37

Fajitas De Pollo 39

Pollo Con Aceitunas.. 42

Pollo Al Anís.. 44

Los Mejores Platillos De Carne 46

Pimiento Asado Con Remolacha Y Brotes 47

- Cena Irlandesa De Carne En Lata 49
- Trozos De Carne Cajún 51
- Arrachera Con Calabaza 53
- Filete Con Especias Y Salsa De Coco 55
- Rollo De Repollo 57
- Solomillo De Ternera Escalfado Con Verduras De Invierno 59
- Taco De Carne 61
- Filete Suizo Súper Simple 63
- Salchicha De Res Y Pimientos 65
- Platos Perfectos De Ternera, Cerdo Y Cordero 67
- Lomo De Cerdo Relleno De Hierbas De Jardín 67
- Cordero Al Ajo 70
- Medallones De Cerdo Con Hinojo Y Puerro 71
- Caña De Ternera Con Salsa De Anchoas 74
- Costillas Al Chile 75
- Costillas De Cerdo Chinas 78
- Chuleta De Cerdo Rellena De Verdura 80
- Cerdo En Melocotón Dulce Y Picante 81
- Cerdo Al Cacahuate 84
- Olla Bratwurst De Día Lluvioso 86
- Cordero Al Curry 88
- Variedad De Vegetales 90
- Mock Mac Mexicano Y Queso 91
- Repollo Cremoso Gratinado 93
- Horneado De Calabaza Rustica 95

Spaghetti De Calabaza Con Champiñones Y Pimientos 97

Cazuela Cremosa De Espinaca Y Alcachofas 99

Ratatouille Cocinado Lento 101

Guiso De Judías Verdes Y Champiñones 103

Conclusión 105

Parte 2 107

Introducción 108

Desglosando La Dieta Baja En Carbohidratos 109

¿Por Qué Adoptarel Batch Cooking? 111

Desayuno 121

Pizza De Desayuno 121

Galletas Keto De Desayuno 123

Tarta De Espinaca Y Queso Feta 125

Cazuela De Desayuno Baja En Carbohidratos 127

Almuerzo 129

Moussaka De Berenjenas 129

Pizza De Portobello Y Pesto 131

Hamburguesas De Coliflor Y Setas 133

Lasaña De Repollo Keto 136

Cena 138

Hamburguesas De Quínoa 138

Hamburguesas De Tocino De Pavo 141

Chile Picante, Dulce, Ahumado 143

Merienda 145

Barras De Granola Con Mantequilla De Maní Y Chía 145

Bombones De Manteca De Cacao 148

Albóndigas De Tomates Secos Y Queso Feta 150

Malteada Verde 152

Necesito Tu Ayuda… 154

Parte 1

Introducción

¿Cuáles son las imágenes que vienen a tu mente cuando piensas en comida baja en carbohidratos? ¿Imaginas solamente una limitada variedad de carne, queso, y tal vez un par de vegetales preparados solamente en un par de maneras? Si está o este eres tú, entonces no estás solo, ni sola. Es error común la idea de un estilo de vida con una dieta baja en grasa es aburrida y ofrece poca variedad. Entonces, añadiendo a esto, hay un problema de tiempo. ¿Quién tiene tiempo para preparar y cocinar platillos que son pesados en proteína cada día? Esto, de nuevo, es un error común de comer bajo en carbohidratos. La verdad es que una dieta baja en carbohidratos no es acerca de lo que estas quitando de tu dieta, es acerca de las cosas correctas que estas añadiendo. Una de las maneras en las que puedes comer comida baja en carbohidratos sana cada día, es teniendo tu olla de cocción lenta como la estrella del show.

Dietas bajas en carbohidratos han sido populares desde hace un par de décadas. Las modas van y viene, y el enfoque dietético en si ha involucrado con el tiempo. Comer bajo en carbohidratos es mucho más que una pérdida de peso rápida. Comer bajo en carbohidratos es de hecho un estilo de vida enfocado a la salud en general, a la perdida y mantenimiento del peso. Una vida baja en carbohidratos es enfocarse en los ingredientes que son saludables y frescos, y no pesados con grasas saturadas. Tan ricas, nueces, quesos deliciosos ciertamente tienen su lugar, así como otros productos lácteos y carnes rojas, estas son comidas que puedes disfrutar ocasionalmente, en vez de huirles. Pero más importante, una vida baja en carbohidratos es acerca de la inclusión, más que la exclusión. La inclusión de vegetales frescos y llenos de nutrientes, fibra e incluso frutas que promuevan y alienten una buena salud. Cuando tus carbohidratos y proteínas están en balance en las cantidades apropiadas, recibirás beneficios saludables que incluyen la pérdida de peso, la regulación de la azúcar en la sangre, la reducción de la inflamación y la disminución de problemas serios para la salud, como ataques al corazón y diabetes. Lo más importante es que no necesitas una dieta especial. En vez de eso, todo lo que necesitas es entender que los carbohidratos procesados son malos, como los encontrados en comida pre-empacada, incluyendo panes conocidos, pastas, y cereales, y ocurre que naturalmente los carbohidratos en comidas frescas son buenos.

Tal vez has escuchado que al comenzar una dieta baja en carbohidratos, tu plan debe severamente limitar consumirlos por un par de semanas, y lentamente construir tu ingesta. Esto resultara en una pérdida de peso rápida, mayormente en agua, y esto depende completamente de ti si eliges este enfoque. Sin embargo, si simplemente estas buscando recuperar tu salud, sentirte mejor, o perder peso en una manera usualmente rápida, entonces las recetas de este libro, y otro como este, te ayudaran a alcanzar tus metas y mostrarte cómo puedes incorporar una variedad de comidas, que pensaste estaban prohibidas en tu dieta.

Con la ayuda de una olla de cocción rápida, encontraras posible combinar de una manera única algunos de tus ingredientes favoritos. El mayor beneficio de la preparación en una olla de cocción lenta es la manera en cómo nos facilita el presupuesto, sino el tiempo. Con solo unos minutos al día, puedes llegar a casa y encontrar una comida lista, perfectamente preparada y deliciosa, esperando por ti sin problemas. Lo que encontraras en este libro es una variedad increíble de platillos bajos en carbohidratos que han sido creados especialmente para preparar en una olla de cocción lenta. Los ingredientes son frescos con un enfoque no solo enfocado en la cantidad de proteína y carbohidratos, sino que en fibra, nutrientes y otros nutrientes que son vitales para una salud y bienestar a largo plazo. En este libro, encontraras un énfasis en vegetales, los cuales no son siempre asociados a un estilo de vida basado en una dieta baja en carbohidratos. Muchos vegetales son bajo en carbohidratos y suficientemente altos en otros nutrientes que tal vez hacen adiciones valiosas a tu dieta diaria. Cada receta de este libro está formulada para contener quince gramos o menos de carbohidratos por porción. Este es el límite perfecto para asegurar que te estas permitiendo los nutrientes necesarios, mientras evitas daños de carbohidratos procesados - enfocado en opciones saludables.

Lo ideal es comer carbohidratos saludables, simples y deliciosos. Las recetas en este libro te muestras como puedes lograr lo ideal con la ayuda de una simple, común artefacto de cocina. Así que, busca tu olla de cocción lenta, es hora de alcanzar y mantener un estilo de vida saludable.

Sopas Simples y Estofados

Cuantas veces las personas tiene una imagen de comidas baja en carbohidratos que incluye no solamente carne roja y queso. Nada más lejos de la verdad. En esta sección, te presentamos sopas y estofados únicos y sabrosos que se asegurarán de que nunca se quede atrapado en una rutina de opciones bajas en carbohidratos. Con una preparación fácil, estas sopas y estofados te proporcionaran una comida agradable y la cálida para tu cuerpo y alma.

Sopa de Calabaza Picante

Tiempo de cocción 4-6 horas
Tiempo de preparación 10 minutos
Porciones 6

Ingredientes
1 kilo de pechuga de pollo sin hueso ni piel en cubos
1 cebolla amarilla en cuadros
1 taza de apio en cuadros
3 dientes de ajo picadas
1 taza de pimiento rojo rebanado
4 tazas de caldo de pollo
2 tazas de puré de calabaza
2 cucharaditas de estragón
1/2 cucharadita de polvo de cayena
1/2 cucharadita de nuez moscada
1 cucharadita de sal
1 cucharadita de pimienta blanca
4 tazas de espinaca fresca cortada

Preparación
1. Prepara tu olla de cocción lenta.
2. Añade el pollo, seguido de la cebolla, apio, ajo, y pimiento.

3. En un recipiente, combina el caldo de pollo, la calabaza, estragón, polvo de cayena, nuez moscada y pimienta blanca. Mezcla bien y añádelo a la olla de cocción lenta. Revuelve lentamente.
4. Cúbrelo y cocina por 4 horas en temperatura alta o 6 horas temperatura baja.
5. Media hora después del tiempo de cocción, abre la tapa y añade la espinaca. Cocina hasta que la espinaca este marchita y caliente.

Información Nutricional
Calorías 187
Grasa total 4g, grasa saturada 1g
Carbohidratos netos 12g
Proteína 23g

Sopa de Maíz de Monterrey

Tiempo de Cocción: 4-6 horas
Tiempo de Preparación: 10 minutos
Porciones: 6

Ingredientes
1 kilo de pechuga de pollo sin hueso ni piel en cubos
1 cebolla morada rebanada
3 dientes de ajo picado
1 cucharada de chile jalapeño rebanado
1 taza de pimiento rojo rebanado
1 taza de granos de maíz fresco
1 cucharada de aceite de oliva
4 tazas de caldo de pollo
1/2 taza de salsa picante
1 cucharada de comino molido
2 cucharadita de salsa de cayena
2 cucharadas de maicena
1 taza de leche (2%)
1 taza de queso Jack Monterrey rallado
Cilantro fresco para decorar

Preparación:
1. Prepara tu olla de cocción lenta.

2. Añade el pollo, seguido de la cebolla, ajo, chile jalapeño, pimiento y los granos de maíz.
3. Añade el aceite de oliva y revuelva ligeramente para cubrir.
4. Combine el caldo de pollo, la salsa picante, comino, salsa de cayena, y la maicena. Bata bien hasta que no queden grumos.
5. Añade la mezcla a la olla de cocción lenta.
6. Cubre y cocina por 4 horas en temperatura alta y 6 en temperatura baja.
7. Cerca de media hora antes de consumir, remueve la tapa y añade la leche y la crema y el queso Monterey. Mezcla antes quitar la tapa y cubre para continuar cocinando.
8. Sirve adornando con cilantro, si lo desea.

Información Nutricional:
Calorías 273
Grasa Totales 10g, grasa saturadas 5g
Carbohidratos Neto 14g

Proteínas 28g

Sopa de Cangrejo Mexicana

Tiempo de Cocción: 2 horas
Tiempo de Preparación: 10 minutos
Porciones 4-6

Ingredientes:
1 kilo de carne de cangrejo
1 taza de cebolla amarilla rebanada
3 dientes de ajo picada
2 cucharadita de polvo de chile
1 cucharadita de comino
1 cucharadita de cilantro
3 tazas de caldo de pollo o vegetales
1 taza de leche o crema entera
1/2 taza de crema agria
Aguacate en cuadros, si lo desea

Preparación:
1. Prepara tu olla de cocción lenta.
2. Añade la carne de cangrejo, cebolla y ajo.
3. Sazona con chile en polvo, comino y cilantro.
4. Añade el caldo de pollo o vegetales.
5. Cubre y cocina por 2 horas cocción

lenta.
6. Media hora antes de servir, remueve la tapa y añade la leche o la crema y la crema agria. Mezcla bien antes de remplazar la tapa y continúa la cocción.
7. Dependiendo si deseas una textura de sopa, puedes remover la mitad de la sopa y licuarla a modo de puré antes de añadirla nuevamente a la olla de cocción lenta. Esto le dará a tu sopa más consistencia, lo opuesto a algo rustico, textura más gruesa.
8. Sirve con aguacate, si gustas.

Información Nutricional:
Calorías: 300
Grasas Totales 11g, Grasas saturadas 5g
Carbohidratos Neto 12g
Proteínas 34g

Sopa Gumbo Fácil

Tiempo de Cocción: 4 horas
Tiempo de Preparación: 10 minutos

Porciones 4-6

Ingredientes:
1/2 kilo de pechuga de pollo sin hueso ni piel en cubos
1/2 kilo de jamón ahumado en cubos
1/4 de tocino a la pimienta, cortado en cubitos y ligeramente dorado
1/2 de cebolla amarilla rebanada
1/2 de apio picado
2 dientes de ajo picado
1/2 taza de chile poblano picado
1 taza de Ocra picada
2 tazas de tomates en lata machacados, incluyendo el líquido
2 tazas de caldo de pollo
1 cucharadita de polvo de cayena
2 cucharaditas de salsa de pimienta de cayena
1 cucharadita de sal
1 cucharadita de pimienta negra

Preparación:
1. Prepara tu olla de cocción lenta.
2. Añade el pollo, seguido del jamón, tocino, cebolla, apio, ajo, chile poblano,

y ocra.
3. Después añade los tomates, incluyendo el líquido, así como el caldo de pollo.
4. Sazona con polvo de cayena, salsa de pimienta de cayena, sal y pimienta negra.
5. Cubre y cocina por 4 horas a temperatura baja.

Información Nutricional
Calorías 251
Grasas totales 7g, grasas saturadas 2g
Carbohidratos Neto 8g
Proteínas 32g

Estofado de Pollo al Ajo

Tiempo de Cocción: 4-6 horas
Tiempo de Preparación: 10 minutos
Porciones 8

Ingredientes:
2 kilos de pollo sin hueso, ambas carnes blancas y oscuras.
1 taza de cebolla morada rebanada
2 tazas de papas dulces en cubos
2 tazas de champiñones portobello a la mitad
1 tazas de apio cortado
6 dientes de ajo picado
1 ramita de romero fresco
2 hojas de laurel
1 cucharadita de sal
1 cucharadita de pimienta negra
4 tazas de caldo de pollo
2 cucharadas de salsa de soya
1 cucharada de maicena

Preparación:
1. Prepara tu olla de cocción lenta
2. Añade el pollo, seguido de la cebolla

morada, papas dulces, los champiñones portobello, apio y ajo.
3. Sazona con el romero, laurel, sal y pimienta negra.
4. En un recipiente combina el caldo de pollo, la salsa de soya, y la maicena. Mezcla con un batidor hasta que no haya grumos.
5. Añade la mezcla a la olla de cocción lenta.
6. Cubre y cocina por 4 horas a temperatura alta y 6 a temperatura baja.

Información Nutricional:
Calorías 130
Grasas Totales 2g, grasas saturadas 1g
Carbohidratos neto 15g
Proteínas 10g

Sopa de Chile Relleno

Tiempo de Cocción: 4-6 horas
Tiempo de Preparación: 10 minutos
Porciones: 4-6

Ingredientes:
1 kilo de carne de res
1 taza de cebolla morada picada
3 tazas de tomate con líquido
4 dientes de ajo picado
2 tazas de chiles poblanos, sin semilla y picados
2 tazas de caldo de res
1 cucharada de polvo de chile
1 cucharadita de canela
1/4 de cilantro fresco picado
1 taza de queso Cotija desmoronado
Aguacate rebanado para decorar
Cilantro adicional para decorar

Preparación:
1. Prepara tu olla de cocción lenta.
2. Añade l carne, seguido de la cebolla morada, los tomates y el líquido, ajo, y los chiles poblanos.
3. Combina el caldo de res con el polvo de chile, canela y el cilantro. Mezcla y

añade a la olla de cocción lenta.
4. Cubre por 4 horas a temperatura alta y 6 horas a temperatura baja.
5. Cerca de una hora antes de servir, remueve la tapa y añade el queso Cotija. Mezcla bien antes de remplazar la tapa y continúa la cocción.
6. Sirve y decora con cilantro y aguacate, si lo deseas.

Información Nutricional:
Calorías 283
Grasas totales 11g, grasas saturadas 6g
Carbohidratos Neto 8g
Proteínas 30g

Sopa de Cebolla Tres Quesos Franceses

Tiempo de Cocción: 4 horas
Tiempo de Preparación: 15 minutos
Porciones: 6

Ingredientes:

6 tazas de cebollas dulces amarillas, delgadamente rebanadas
1 cucharada de aceite de oliva
1 rama de romero
1 cucharada de tomillo fresco
6 tazas de caldo de res
1/2 tazas de queso Suizo rallado
1/2 tazas de queso Brie rodajas gruesas
1/2 taza de queso Parmesano gratinado

Preparación:

1. Prepara tu olla de cocción lenta
2. Añade las cebollas, seguida del aceite de oliva, el romero y el tomillo. Mezcla.
3. Añade el caldo de res, cubre y cocina a temperatura baja por 4 horas.
4. Precalienta la parrilla de tu horno, y vierte una cuchara de sopa como prueba de calor.
5. Acomoda en capas el queso Brie, suizo, y Parmesano.
6. Ponlo en el horno por 2 o 3 minutos, o hasta que el queso se derrita y caramelice ligeramente.

Información Nutricional:
Calorías 207
Grasas totales 11g, grasas saturadas 6g
Carbohidratos Neto 11g
Proteínas 15g

Nuevos Favoritos de Pollo

El pollo es una de las opciones favoritas ricas en proteína para una dieta baja en carbohidratos. Es rico y fácil de preparar y extremadamente versátil, y se presta para una gran cantidad de platillos. En esta sección hemos tomado sabores tanto clásicos como nuevos, y los hemos modificado para crearlos en tan solo unos pasos con tu olla de cocción lenta.

Pollo Relleno de Cangrejo y Parmesano

Tiempo de Cocción: 6 horas
Tiempo de Preparación: 15 minutos
Porciones 4

Ingredientes:
4 pechugas de pollo sin hueso, estilo milanesa
1/2 kilo de carne de cangrejo
1 cucharada de chalotes picados
1 cucharadita ralladura de limón
3 tazas de espagueti de calabaza (solo el interior)
1 cucharadita salvia para frotar
1 cucharadita estragón
1 taza de caldo de pollo
2 cucharadas de mantequilla, en cuadros
1 taza de espinaca fresca cortada
1/2 taza de queso parmesano gratinado fresco

Preparación:
1. Prepara tu olla de cocción lenta.
2. En un recipiente combina el cangrejo, chalotes y la ralladura de limón.

3. Esparce la mezcla en cantidades iguales en el centro de cada pechuga de pollo.
4. Enrolla el pollo y asegúralo con hilo de cocinar. Ponlo aparte.
5. En otro recipiente, combina el espagueti de calabaza, la sábila, estragón y la mantequilla.
6. Ponlo dentro de la olla de cocción lenta.
7. Esparce en espagueti al rededor y encima del pollo, vierte el caldo de pollo al rededor.
8. Cúbrelo y cocina por 6 horas a cocción lenta.
9. En los últimos 30 minutos de cocción, vierte la espinaca y el queso parmesano. Cocina hasta que la espinaca seque y el queso se derrita.

Información Nutricional:
Calorías 513
Grasas totales 18g, Grasas saturadas 8g
Carbohidratos Neto 9g
Proteínas 74g

Pollo Tailandés Marinado

Tiempo de Cocción: 5-6 horas
Tiempo de Preparación: 10 minutos más el tiempo de marinado
Porciones: 4

Ingredientes:
1 kilo de pechuga de pollo sin piel ni hueso, en tiras
1/4 de taza de salsa de soya
2 cucharadita de jugo de lima
1/4 de taza de albahaca fresca, picada
1 cucharadita de jengibre fresco, rallado
1/4 de taza de yogurt natural
1 taza de cebolla amarilla, rebanada
2 taza de champiñones varios, rebanados
2 taza de calabacín, rebanado
2 taza de espárragos, cortados en 2 pulgadas
1 taza de caldo de pollo
2 cucharadita de aceite de sésamo
Semillas de sésamo para decorar

Preparación:
1. Prepara tu olla de cocción lenta.

2. En un recipiente combina la salsa de soya, jugo de lima, jengibre y el yogurt.
3. Cubre el pollo con la mezcla de salsa por ambos lados. Puedes ponerlo en el refrigerador por 8 horas para marinar, o puedes ponerlo inmediatamente en la olla de cocción lenta y proceder con las siguientes instrucciones.
4. Añade la cebolla, champiñones. calabacín. y los espárragos.
5. Combina en caldo de pollo con el aceite de sésamo y añádelo a la olla de cocción lenta.
6. Cúbrelo y cocina por 4 horas en temperatura alta, o 6 horas a cocción lenta.
7. Sirve decorado con las semillas de sésamo, si así lo deseas.

Información Nutricional:
Calorías 263
Grasas totales 7g Grasas saturadas 2g
Carbohidratos Neto 11g
Proteínas 33g

Pollo al Arándano

Tiempo de Cocción: 6 horas
Tiempo de Preparación: 10 minutos
Porciones: 6-8

Ingredientes:
2 kilos de pollo en piezas con hueso y piel
3 tazas de papas dulces en cubos
1 taza de arándanos
1 cucharada de chalotes
1/2 taza de apio en cubos
1/2 taza de nueces picadas
1/2 taza de sidra de manzana
1/2 taza de caldo de pollo
1 cucharada de vinagre de sidra de manzana
1 cucharadita mostaza molida de piedra
1 cucharadita de canela
1/2 cucharadita de clavo molido

Preparación:
1. Prepara tu olla de cocción lenta.
2. Añade el pollo a la olla de cocción lenta, seguido de las papas, arándanos, chalotes, apio y nueces.
3. En un recipiente, combina la sidra de manzana, el caldo de pollo, el vinagre,

la mostaza, la canela, y los clavos. Vierte la mezcla sobre el pollo y los vegetales.
4. Cubre y cocina por 6 horas en cocción lenta.

Información Nutricional:
Calorías 146
Grasas totales 6g, Grasas saturadas 1g
Carbohidratos Neto 13g
Proteínas 8g

Elegante Pollo con Champiñones

Tiempo de Cocción: 4-6 horas
Tiempo de Preparación: 10 minutos
Porciones: 4

Ingredientes:
1 kilo de pechuga de pollo sin piel ni hueso
2 taza de champiñones blancos chicos, rebanados
1 taza de cebolla morada rebanada
2 cucharadas de aceite de oliva
1/2 de taza de caldo de pollo
1/4 de taza de vino blanco semidulce
1/4 de taza de crema entera
2 cucharadita de salvia
1 cucharadita de tomillo
1 cucharadita de sal
1 c de pimienta
Ensalada verde fresca o fideos de calabacín por porción.

Preparación:
1. Prepara tu olla de cocción lenta.
2. Añade el pollo a la olla de cocción lenta seguida de los champiñones, la cebolla

morada y el aceite de oliva. Mueve para mezcla.
3. En un recipiente, combina el caldo de pollo, el vino, la crema, la salvia, el tomillo, sal y pimienta. Mezcla y añade a la olla de cocción lenta.
4. Cúbrelo y cocina por 4 horas en temperatura alta o 6 horas en cocción lenta.
5. Sirve con ensalada o el calabacín.

Información Nutricional:
Calorías 292
Grasas totales 16g. Grasas saturadas 5g
Carbohidratos Neto 5g
Proteínas 28g

Pollo con Salsa Balsámica y Miel

Tiempo de Cocción: 6 horas
Tiempo de Preparación: 10 minutos
Porciones 6

Ingredientes:
2 kilos de pollo en piezas con huso y piel

1 cucharada de aceite de oliva
1 taza de cebolla morada rebanada
2 taza calabaza bellota, pelada y rebanada
2 taza de judías verdes cortadas
2 dientes de ajo, picadas
1 taza de caldo de pollo
1/4 de taza de vinagre balsámico
1 cucharada de miel maple
1/4 de taza de albahaca fresca picada
1 cucharada de tomillo fresco picado
1 cucharadita de sal
1 cucharadita de pimienta oscura molida
1/4 de taza de queso de cabra

Preparación:
1. Prepara tu olla de cocción lenta.
2. Pon el pollo y el aceite de olive en la olla de cocción lenta. Revuelve hasta mezclar.
3. Añade la cebolla morada, el calabacín, las judías y el ajo.
4. En un recipiente, combina el caldo de pollo, el vinagre balsámico. y la miel maple. Mezcla bien y agrega a la olla de cocción lenta.
5. Sazona con la albahaca, el tomillo y la

pimienta.
6. Cúbrelo y cocina por 6 horas en cocción lenta.
7. Cerca de una hora antes de comer, remueve la tapa y gentilmente añade el queso de cabra. Reemplaza la tapa y continúa cocinando.

Información Nutricional:
Calorías 172
Grasas totales 8g, Grasas saturadas 2g
Carbohidratos Neto 12g
Proteínas 11g

Pollo en Hojas de Limón con Fideos de Calabacín

Tiempo de Cocción: 4 horas
Tiempo de Preparación: 15 minutos
Porciones: 4

Ingredientes:
1 kilo de pechuga de pollo sin piel ni

hueso, en rebanadas
1 cucharada de aceite de oliva
1/2 taza de salsa ponzu o salsa de soya
2 cucharadita de jengibre fresco, picado
2 dientes de ajo, picado
1 cucharada de hojas de limón picadas
1 cucharada de hojuelas de pimiento rojo trituradas
4 taza de fideos de calabacín (calabacín fresco rebanado en tiras)
1 taza de zanahorias, pelada y delgadamente rebanada
2 cucharadita de aceite de sésamo
1 cucharadita de pimienta negra
1 taza de leche de coco
Cacahuates picados para decorar, si así lo desea

Preparación:
1. Prepara tu olla de cocción lenta.
2. Pon el pollo en la olla de cocción lenta
3. En un recipiente, combina el aceite de oliva, la salsa ponzu o de soya, el jengibre, el ajo, las hojas de limón, y las hojuelas de pimiento. Mezcla bien y vierte sobre el pollo.

4. Después, añade los fideos de calabacín y las zanahorias.
5. Sazona con el aceite de sésamo y la pimienta negra.
6. Añade la leche de coco y cubre. Cocina por 4 horas en cocción lenta.
7. Sirve con los cacahuates gratinados, si así lo desea.

Información Nutricional:
Calorías 341
Grasas totales 13g, Grasas saturadas 11g
Carbohidratos Neto 10g
Proteínas 29g

Pollo Ahumado

Tiempo de Cocción: 6 horas
Tiempo de Preparación: 10 minutos
Porciones: 6

Ingredientes:
1 kilo de pechuga de pollo sin hueso ni piel
1 taza de cebolla amarilla dulce en rebanadas
2 taza de champiñones cremini a la mitad
2 taza de calabaza moscada, pelada y en cubos
2 dientes de ajo picado
1 cucharadita de salvia
1 cucharadita de tomillo
1/2 cucharadita de nuez moscada
1 cucharadita de sal
1 cucharadita de pimienta negra
1 taza de caldo de pollo
1/2 taza de crema entera
1/2 taza de queso crema en cubos
1/2 taza de queso suizo rallado
1/4 de taza cebollín picado

Preparación:

1. Prepara tu olla de cocción lenta.
2. Añade el pollo a la olla de cocción lenta seguido de la cebolla, los champiñones, la calabaza y el ajo.
3. Sazona con la sábila, el tomillo, nuez moscada, sal, y la pimienta negra.
4. Añade el caldo de pollo y cubre, cocina por 6 horas en cocción lenta.
5. Cerca de una hora antes de comer, añade la crema entera, el queso suizo y el cebollín. Mezcla antes de poner la tapa y continúa cocinando.

Información Nutricional:
Calorías 318
Grasas totales 19g, Grasas totales11g
Carbohidratos Neto 11g
Proteínas 24g

Pollo Jerk con Verduras

Tiempo de Cocción: 6 horas
Tiempo de Preparación: 10 minutos

Porciones: 8

Ingredientes:
2 kilos de pollo sin hueso ni piel en piezas
1 cucharadita de canela
1/2 cucharadita de nuez moscada
1/4 cucharadita de clavo molido
1 cucharadita de sal
1 cucharadita de pimienta negra
1 taza de cebolla amarilla dulce rebanada
3 dientes de ajo picada
2 taza de papas dulces en cubos
4 tazas de verduras verdes, como col rizada
1 taza de trozos de piña fresca
1 cucharada de chile jalapeño rebanado
1 taza de caldo de pollo
1/2 taza de jugo de manzana sin azúcar
1 cucharadita de jugo de lima

Preparación:
1. Prepara tu olla de cocción lenta.
2. Añade el pollo y sazona con la canela, nuez moscada, clavos, sal y pimienta.
3. Después, añade la cebolla, ajo, las papas, la piña y los chiles jalapeños.

4. Cubre con el caldo de pollo, el jugo de manzana y el jugo de lima.
5. Cubre y cocina por 6 horas en cocción lenta.
6. Cerca de media hora antes de comer, añade las verduras verdes y revuelve para mezclar. Sirve cuando se sequen las verduras y caliente.

Información Nutricional:
Calorías 115
Grasas totales 1g, Grasas saturadas 0g
Carbohidratos Neto 14g
Proteínas 8g

Fajitas de Pollo

Tiempo de Cocción: 4 horas
Tiempo de Preparación: 10 minutos
Porciones: 4-6 horas

Ingredientes:
1 kilo de pechuga de pollo sin hueso ni

piel, cortado en tiras
2 cucharadita de comino
2 dientes de ajo, picado
1 taza de cebolla morada rebanada
4 tazas de coliflor en ramitos
1 taza de pimiento verde rebanado
1 taza de pimiento rojo rebanado
1 taza de jitomate rebanado
1 1/2 taza de caldo de pollo
1 cucharadita de chile en polvo
1 cucharadita de paprika
1/2 cucharadita de sal
1 cucharadita de sal
1 cucharadita de pimienta negra
2 cucharadita de jugo de lima
1 taza de queso Cotija desmenuzado
1/2 taza de queso crema en cubos
Aguacate para decorar, si así lo desea

Preparación:
1. Prepara tu olla de cocción lenta.
2. Añade el pollo y sazona con comino, antes de añadir el ajo, añade la cebolla morada, la coliflor, el pimiento rojo y verde y los tomates.
3. Combina el caldo de pollo con el chile

en pollo, paprika, canela, sal, pimienta negra y jugo de lima. Añade a la olla de cocción lenta.
4. Cubre y cocina por 4 horas en cocción lenta.
5. Cerca de media hora antes de comer, remueve la tapa y añade el queso Cotija y la crema entera. Mezcla bien y remplaza la tapa y continúa cocinando.
6. Sirve con aguacate fresco, si así lo deseas.

Información Nutricional:
Calorías 491
Grasas totales 29g, Grasas saturadas 16g
Carbohidratos Neto 14g
Proteínas 45g

Pollo con Aceitunas

Tiempo de Cocción: 6 horas
Tiempo de Preparación: 10 minutos
Porciones: 4-6

Ingredientes:
2 kilos de pollo con hueso sin piel en piezas
1 taza de cebolla blanca pelada
3 cabezas de ajo picado
2 taza de zanahoria pelada y rebanada
3 tazas de coles de bruselas a la mitad
1 taza de aceitunas grandes, sin hueso, a la mitad
1/2 taza de vino blanco seco
1 taza de caldo de pollo
2 ramitos de romero fresco
1 cucharada de orégano fresco
1 cucharadita de sal
1 cucharadita de pimienta negra

Preparación:
1. Prepara la olla de cocción lenta.
2. Pon el pollo en la olla de cocción lenta, seguido de la cebolla, el ajo,

zanahorias, coles de bruselas y las aceitunas.
3. Combina el vino blanco seco con el caldo de pollo y añade todo a la olla de cocción lenta.
4. Sazona con el romero, orégano, sal y la pimienta negra.
5. Cubre y cocina por 6 horas en cocción lenta.

Información Nutricional:
Calorías 252
Grasas totales 10g, Grasas saturadas 1g
Carbohidratos Neto 13g
Proteínas 15g

Pollo al Anís

Tiempo de Cocción: 8 horas
Tiempo de Preparación: 10 minutos
Porciones: 4-6

Ingredientes:
4-5 kilo de pollo entero
2 hojas de laurel
1/4 taza de perejil fresco
1 cucharada de tomillo fresco
1 cucharada de semillas de alcaravea
4 estrellas de anís
2 tazas de caldo de pollo
2 tazas de zanahorias peladas y en rebanadas
2 tazas de calabacín amarillo pelado y rebanado

Preparación:
1. Prepara tu olla de cocción lenta.
2. Pon el pollo en la olla de cocción lenta y sazona con las hojas de laurel, perejil, tomillo, las semillas de alcaravea y el anís estrella.
3. Añade el caldo de pollo, las zanahorias,

y el calabacín.
4. Cubre y cocina por 8 horas en cocción lenta.

Información Nutricional:
Calorías 198
Grasas totales 5g, Grasas saturadas 1g
Carbohidratos Neto 10g
Proteínas 25g

Los Mejores Platillos de Carne

La Carne es rica y decadente, y combina perfectamente con un estilo de vida bajo en carbohidratos. El único problema con la carne es que tentamos a limitarnos a nosotros mismos en la manera en la que la preparamos, incluyendo los sabores que le agregamos. Con la ayuda de una olla de cocción lenta, podemos expandir los horizontes de sabor y explorar nuevos sabores y texturas en tus platillos de carne, así como, los incluidos en este recetario.

Pimiento Asado con Remolacha y Brotes

Tiempo de Cocción: 8 horas
Tiempo de Preparación: 10 minutos
Porciones: 8

Ingredientes:
1 3/4 de kilo de carne para asar
2 cucharadas mostaza molida gruesa
1 cucharada de pimienta negra molida
3 cabezas de ajo picado
1 cucharadita de sal
2 taza de betabel rebanado
3 tazas de coles de bruselas picadas
1 cucharada de aceite de oliva
1 cucharada de menta fresca

Preparación:
1. Prepara tu olla de cocción lenta.
2. Sazona la carne con la mostaza, la pimienta, el ajo, la sal antes de ponerla en la olla de cocción lenta.
3. Después, añade los betabeles y las coles.
4. Rocía aceite de oliva y sazona con la menta.

5. Cubre y cocina por 8 horas en cocción lenta o hasta que la carne alcance la cocción deseada.

Información Nutricional:
Calorías 553
Grasas totales 35g, Grasas saturadas 3g
Carbohidratos Neto 4g
Proteínas 50g

Cena Irlandesa de Carne en Lata

Tiempo de Cocción: 6-8 horas
Tiempo de Preparación: 10 minutos
Porciones: 8

Ingredientes:
1 3/4 de kilo de bistec de carne
1 cucharada de especies secas
1 cucharadita de semillas de alcaravea molida
3 tazas repollo picado
2 tazas zanahorias peladas y rebanadas
2 tazas de nabo pelado y rebanado
3 tazas de caldo de res
1/2 taza de cerveza oscura

Preparación:
1. Prepara tu olla de cocción lenta.
2. Sazona el bistec con las especies y las semillas de alcaravea antes de añadirla a la olla de cocción lenta.
3. Añade el repollo, las zanahorias, el nabo, el caldo de res y la cerveza.
4. Cubre y cocina por 6 horas en temperatura alta o 8 horas en

temperatura baja.

Información Nutricional:
Calorías 264
Grasas totales 7g, Grasas saturadas 2g
Carbohidratos Neto 6g
Proteínas 40g

Trozos de Carne Cajún

Tiempo de Cocción: 4-6 horas
Tiempo de Preparación: 10 minutos
Porciones: 6

Ingredientes:
2 kilos de carne en trozos
1 taza de apio en trozos
1 taza de cebolla morada rebanada
1 taza de pimiento rojo rebanado
2 cabezas de ajo picado
1/2 taza de chile poblano en cuadros
2 taza de tomates en lata
1 taza de caldo de res
2 cucharadas de sazonador cajún
1 cucharada de sal
1 cucharadita de pimienta negra

Preparación:
1. Prepara tu olla de cocción lenta.
2. Añade los trozos de carne, seguido del apio, la cebolla, el pimiento, el ajo, el chile poblano y los tomates en lata.
3. Añade el caldo de res y el sazonados cajún, la sal y la pimienta negra.

4. Cubre y cocina por 4 horas a temperatura alta o por 6 horas a temperatura baja.

Información Nutricional:
Calorías 394
Grasas totales 24g, Grasas saturadas 9g
Carbohidratos Totales 8g
Proteínas 31g

Arrachera con Calabaza

Tiempo de Cocción: 8 horas
Tiempo de Preparación: 15 minutos
Porciones: 4-6

Ingredientes:
1 kilo de Arrachera
2 cucharadas de aceite de oliva
1/2 taza de tocino ahumado en trozos
2 cabezas de ajo picado
1 taza de jitomate picado
1/4 de perejil picado
1/2 taza de cebolla amarilla picada
1/4 de taza albahaca fresca picada
2 tazas de calabaza moscada, pelada y en cubos
2 tazas de champiñones cremini a la mitad
2 cucharadas de Salsa Worcestershire
1 cucharada de vinagre balsámico
1 taza de caldo de res
4 tazas de espinaca fresca desgarrada

Preparación:
1. Prepara tu olla de cocción lenta.
2. Agrega la carne a la olla de cocción

lenta y rocía aceite de oliva.
3. Añade el tocino, el ajo, los tomates, la cebolla, el perejil, la calabaza, y los champiñones
4. En un recipiente, combina la salsa Worcestershire, el vinagre balsámico, y el caldo de res, añade a la olla de cocción lenta.
5. Cubre y cocina por 8 horas en cocción lenta.
6. Cerca de media hora antes de comer, añade la espinaca y cocina hasta que seque.

Información Nutricional:
Calorías 330
Grasas totales 16g, Grasas saturadas 5g
Carbohidratos Neto 14g
Proteínas 29g

Filete con Especias y Salsa de Coco

Tiempo de Cocción: 4-6 horas
Tiempo de Preparación: 10 minutos
Porciones: 4-6

Ingredientes:
1 kilo de filete de flanco, rebanado en tiras
1 taza de cebolla morada rebanada
4 tazas de ramitos de coliflor
1 taza de garbanzos en lata y cocinados
1 cucharada aceite de oliva
2 tazas de caldo de res
2 tazas leche de coco sin azúcar
1/2 taza de coco rallado sin azúcar
1 cucharada pasta de tomate
1 cucharada de jugo de lima
3 cucharadas de salsa de soya
4 cabezas de ajo picado
1 cucharada de jengibre fresco y gratinado
1 cucharadita de canela
1 cucharadita cilantro

Preparación:
1. Prepara tu olla de cocción lenta.
2. Agrega la carne a la olla de cocción

lenta y en capas la cebolla, la coliflor, los garbanzos y el aceite de oliva.
3. En un recipiente, combina el caldo de pollo, la leche de coco, el coco rallado, la pasta de tomate, jugo de lima, la salsa de soya, ajo, el jengibre, la canela y el cilantro. Mezcla bien y añade a la olla de cocción lenta.
4. Cubre y cocina por 4 horas en temperatura alta o 6 horas en temperatura baja.

Información Nutricional:
Calorías 370
Grasas totales 23g, Grasas saturadas 15g
Carbohidratos Neto 15g
Proteínas 22g

Rollo de Repollo

Tiempo de Cocción: 6 horas
Tiempo de Preparación: 10 minutos
Porciones: 6

Ingredientes:
1 kilo de carne de res molida
1/2 taza de tocino ahumado en tozos
4 tazas de repollo rebanado
1 taza de cebolla amarilla rebanada
1 tazas tomates en lata con líquido
2 cabezas de ajo picado
1 taza de caldo de res
1/4 de taza de vinagre de manzana en sidra
1/2 de cucharadita de canela
2 cucharadita de semillas de alcaravea
1 cucharadita de sal
1 cucharadita de sal

Preparación:
1. Prepara tu olla de cocción lenta.
2. Añade la carne, el tocino, el repollo, la cebolla, los tomates y el ajo.
3. En un recipiente, combina el caldo de

res, el vinagre, la canela, la alcaravea, la sal y la pimienta negra. Mezcla bien antes de añadir a la olla de cocción lenta.
4. Cubre y cocina por 6 horas a temperatura baja.

Información Nutricional:
Calorías 247
Grasas totales 16g, Grasas saturadas 6g
Carbohidratos Neto 6g
Proteínas 16g

Solomillo de Ternera Escalfado con Verduras de Invierno

Tiempo de Cocción: 8 horas
Tiempo de Preparación: 10 minutos
Porciones: 6

Ingredientes:
2 kilos de carne de ternera para asar
1 cucharadita de sal
1 cucharadita de pimienta negra
1 ramita de romero fresco
1 cucharada de tomillo fresco
3 tazas de caldo de res
2 tazas de zanahoria penada y en rebanadas delgadas
2 tazas de betabel pelado y en rebanadas
2 taza de pastinaca (chirivía) pelada y en rebanadas

Preparación:
1. Prepara tu olla de cocción lenta.
2. Añade la carne a la olla de cocción lenta y sazona con la sal, la pimienta negra, el romero y el tomillo.
3. Cubre con el caldo de res y añade las

zanahorias, betabel y la pastinaca.
4. Cubre y cocina a temperatura baja por 8 horas.

Información Nutricional:
Calorías 466
Grasas totales 28g, Grasas saturadas 11g
Carbohidratos Neto 14g
Proteínas 33g

Taco de Carne

Tiempo de Cocción: 6 horas
Tiempo de Preparación: 10 minutos
Porciones: 4

Ingredientes:
1 kilo de carne de res molida
1 taza de cebolla morada rebanada
1 taza de pimiento verde rebanado
1 taza de granos de elote fresco
1 taza jitomate picado
1 taza de hile poblano en cuadros
1/2 taza de aceitunas negras rebanadas
1 cucharada de comino molido
2 cucharadita de chile en polvo
1 cucharadita de ajo en polvo
1 cucharadita de polvo de cayena
1 cucharadita de pimienta negra
1 cucharadita de sal
1/2 de taza de caldo de res o jugo de tomate
1/2 taza de queso Cotija desmenuzado

Preparación:
1. Prepara tu olla de cocción lenta.

2. Añade la carne, la cebolla, los pimientos, el elote, el jitomate, el chile poblano y las aceitunas a la olla de cocción lenta.
3. Sazona con comino, chile en polvo, ajo, cayena, la pimienta y la sal.
4. Añade el caldo de pollo o jugo de tomate, cubre y cocina por 6 horas a temperatura baja.
5. Cerca de media hora antes de comer remueve la tapa y añade el queso Cotija. Remplaza la tapa y continúa la cocción.

Información Nutricional:
Calorías 463
Grasas totales 32g, Grasas saturadas 14g
Carbohidratos Neto 14g
Proteínas 29g

Filete Suizo Súper Simple

Tiempo de Cocción: 4-6 horas
Time: 10 minutos
Porciones: 2-3

Ingredientes:
1 kilo de sirlón en cubos
1 cucharadita de sal
1 cucharadita de pimienta negra
3 cabezas de ajo picado
1 taza de apio picado
1 taza de zanahoria picada
1 taza de cebolla amarilla en rebanadas
2 tazas de jitomate en lata con el líquido
1 1/2 taza de caldo de res
1 cucharadita de estragón

Preparación:
1. Prepara tu olla de cocción lenta.
2. Sazona la carne con sal y pimienta, agrégala a la olla de cocción lenta. Añade el ajo, el apio, las zanahorias, la cebolla y los jitomates en lata (incluyendo el líquido) a la olla de cocción lenta.

3. Cubre con el caldo de res y sazona con el estragón.
4. Cubre y cocina por 4 horas a temperatura alta o 6 horas a temperatura baja o hasta que la carne tenga la cocción deseada.

Información Nutricional:
Calorías 211
Grasas totales 5g, Grasas saturadas 2g
Carbohidratos Neto 10g
Proteínas 29g

Salchicha de Res y Pimientos

Tiempo de Cocción: 4-6 horas
Tiempo de Preparación: 10 minutos
Porciones: 4

Ingredientes:
1 kilo de Salchicha cortado en rebanadas
1 taza de cebolla amarilla en rebanadas
1 taza de pimiento rojo en rebanadas
2 tazas de pimiento verde en rebanadas
1 taza de jitomate cherry a la mitad
1 taza de caldo de res
2 cucharadita de pasta de jitomate
1/2 de taza de albahaca fresca picada
1 cucharada de orégano fresco
1 cucharadita de sal
1 cucharadita de pimienta negra

Preparación:
1. Prepara tu olla de cocción lenta.
2. Añade la salchicha a la olla de cocción lenta, seguida de la cebolla, los pimientos rojos y verdes y los jitomates cherry.
3. En un recipiente combina el caldo de

res, la pasta de jitomate, la albahaca, el orégano, la sal y pimienta.
4. Cubre y cocina por 4 horas en temperatura alta o 6 horas en temperatura baja.

Información Nutricional:
Calorías 268
Grasas totales 20g, Grasas saturadas 7g
Carbohidratos Neto 10g
Proteínas 11g

Platos Perfectos de Ternera, Cerdo y Cordero

Cuando estás buscando por algo un poco diferente, ya sea para acompañar o solo para expandir tus propias opciones. El puerco, ternera, y cordero ofrecen nuevas opciones en sabores y texturas. Esta no es razón para sentir pena por estas carnes. Al usar tu olla de cocción lenta, estas carnes se cocinan de manera suave, proveyendo de sabor y tus deliciosos platillos.

Lomo de Cerdo Relleno de Hierbas de Jardín

Tiempo de Cocción: 8 horas
Tiempo de Preparación: 15 minutos
Porciones: 8

Ingredientes:
3 kilos de carne de cerdo tierno
1/4 de taza de mostaza molida de piedra
4 dientes de ajo picado
1 cucharadita de pimienta negra

4 cucharadas de mantequilla
1/4 de taza de albahaca fresca picada
1/4 de taza de cebollín picado
1/4 de taza de sabia fresca picada
2 tazas de jitomate cherry a la mitad
2 taza de espinaca fresca
1 taza de caldo de pollo o de vegetales

Preparación:
1. Prepara tu olla de cocción lenta.
2. Corta el lomo ¾ a lo largo de un lado y ábrelo.
3. En un recipiente, combina la mantequilla, la albahaca, cebollín y la sabia. Mezcla bien y esparce a lo largo del puerco.
4. Dobla nuevamente el puerco, asegúralo con hilo de cocinar, si es necesario.
5. Sazona el puerco con la mostaza, el ajo y la pimienta. Ponlo en la olla de cocción lenta.
6. Añade los tomates, el caldo de pollo o de vegetales.
7. Cubre y cocina por 8 horas en temperatura baja.
8. Cerca de media hora antes de comer,

abre la tapa y añade la espinaca. Sirve cuando la espinaca luzca seca y la carne este completamente cocida.

Información Nutricional:
Calorías 418
Grasas totales 20g, Grasas saturadas 7g
Carbohidratos Neto 3g
Proteínas 52g

Cordero al Ajo

Tiempo de Cocción: 6-8 horas
Tiempo de Preparación: 10 minutos
Porciones: 4-6

Ingredientes:
2 kilos de pierna de cordero
5 dientes de ajo enteros
1 cucharada de aceite de oliva
1 taza de zanahorias peladas y rebanadas
1 taza de apio picado
1 taza de cebolla picada
2 tazas de nabo sueco pelado y en cubos
1 tazas de acelgas desgarradas
2 tazas de caldo de vegetales
2 cucharadita de pasta de jitomate
1 cucharadita de miel
1/4 de taza de vino rojo seco
1/4 de taza de perejil fresco picado
1 cucharada de tomillo fresco picado
1 cucharada de granos de pimienta negra

Preparación:
1. Prepara tu olla de cocción lenta.
2. Añade el cordero de la olla de cocción lenta, junto con los dientes de ajo.
3. Rocía con aceite de oliva.
4. Añade las zanahorias, al apio, la cebolla y el nabo seco.
5. En un recipiente, combina el caldo de vegetales, la pasta de jitomate, la miel, el vino, el perejil, el tomillo y los granos de pimienta negra.
6. Añade la mezcla encima del cordero y vegetales.
7. Cubre y cocina a temperatura alta por 6 horas o a temperatura baja por 8 horas.

Información Nutricional:
Calorías 282
Grasas totales 9g, Grasas saturadas 3g
Carbohidratos Neto 11g
Proteínas 33g

Medallones de Cerdo con Hinojo y Puerro

Tiempo de Cocción: 8 horas
Tiempo de Preparación: 10 minutos
Porciones: 6

Ingredientes:
2 kilos de medallones de cerdo
3 dientes de ajo picado
1 cucharada de aceite de oliva
1 taza de vegetales o caldo de pollo
1 taza de puerros rebanados
2 tazas de bulbos de hinojo rebanado
1 ramito de romero fresco
1 cucharadita de sal
1 cucharadita de pimienta negra

Preparación:
1. Prepara tu olla de cocción lenta.
2. Pon la carne y ajo en la olla de cocción lenta.
3. Rocía con aceite de oliva antes de añadir el caldo de vegetales.
4. Añade los puerros, el hinojo, el romero, la sal y la pimienta.
5. Cubre y cocina por 8 horas en temperatura baja.

Información Nutricional:
Calorías 356
Grasas totales 15g, Grasas saturadas 4g
Carbohidratos Neto 4g
Proteínas 46g

Caña de Ternera con Salsa de Anchoas

Tiempo de Cocción: 8 horas
Tiempo de Preparación: 15 minutos
Porciones: 6

Ingredientes:
2 kilos de cortes cruzados de la pierna de ternera
1 taza de cebolla rebanada
1 taza de zanahoria rebanada
1/2 taza de apio rebanado
1 taza de caldo de pollo o vegetales
1/2 taza de vino blanco seco
1/4 de taza de perejil picado
1 cucharada de tomillo fresco
1 cucharadita de pasta de jitomate
1/2 cucharadita de sal
1 cucharadita de pimienta negra

Salsa
2 dientes de ajo picado
1 cucharadita de ralladura de limón
1/4 de taza de perejil fresco picado
1 cucharada de anchoas picadas
1 cucharada de aceite de oliva

Preparación:
1. Prepara tu olla de cocción lenta.
2. Pon la ternera en la olla de cocción lenta cerca de la cebolla, la zanahoria y la apio.
3. Añade el caldo de pollo o vegetales, las pasta de jitomate, y el vino blanco seco.
4. Sazona con perejil, tomillo, sal y pimienta.
5. Cubre y cocina por 8 horas en temperatura baja.
6. Para la salsa: Combina el ajo, la ralladura de limón, el perejil, las anchoas, y el aceite de oliva en la licuadora o procesador de comida. Pulsa hasta que este suave y sirva al lado de la ternera.

Información Nutricional:
Calorías 348
Grasas totales 10g, Grasas saturadas 2g
Carbohidratos Neto 5g
Proteínas 52g

Costillas al Chile

Tiempo de Cocción: 8 horas
Tiempo de Preparación: 10 minutos
Porciones: 4

Ingredientes:
2-3 kilos de costillares de cerdo
2 cucharadas de azúcar morena
1 cucharada de chile en polvo
1 cucharadita de polvo de cayena
2 cucharadas de paprika
1 cucharadita de cebolla en polvo
1 cucharadita de sal
1 cucharadita de pimienta negra
2 tazas de cebolla amarilla rebanada
1 1/2 taza de caldo de pollo o vegetales

Preparación:
1. Prepara tu olla de cocción lenta.
2. En un recipiente, combina la azúcar morena, el polvo en chile, la cayena, la paprika, la cebolla y la pimienta negra. Frota la mezcla a las costillas.
3. Pon las costillas en la olla de cocción lenta.
4. Cubre con la cebolla amarilla y añade el caldo de vegetales.

5. Cubre y cocina por 8 horas a temperatura baja.

Información Nutricional:
Calorías 484
Grasas totales 35g, Grasas saturadas 13g
Carbohidratos Neto 7g
Proteínas 34g

Costillas de Cerdo Chinas

Tiempo de Cocción 8 horas
Tiempo de Preparación 10 minutos
Porciones 4

Ingredientes:
2-3 kilos de costillar de cerdo
3 dientes de ajo picado
1/4 de taza de salsa de soya
2 cucharadas de mermelada de naranja baja en azúcar
3 cucharadas de cátsup
3 tazas de col china picada
1 taza de caldo de pollo o vegetales

Preparación:
1. Prepara tu olla de cocción lenta.
2. En un recipiente combina la salsa de soya, la mermelada de naranja y la cátsup. Mezcla bien y cepilla sobre las costillas.
3. Pon las costillas en la olla de cocción lenta junto con el ajo.
4. Añade el caldo de pollo y vegetales.
5. Cubre y cocina por 8 horas a

temperatura baja.
6. Cerca de media hora antes de comer, abre la tapa y vierte la salsa en la col china. Sirve cuando los vegetales luzcan secos y la carne este tierna.

Información Nutricional:
Calorías 482
Grasas totales 35g, Grasas saturadas 13g
Carbohidratos Neto 6g
Proteína 35

Chuleta de Cerdo Rellena de Verdura

Tiempo de Cocción: 8 horas
Tiempo de Preparación: 15 minutos
Porciones: 4

Ingredientes:
4 chuletas de cerdo con hueso
1/4 de taza de cebolla amarilla rebanada
1/4 de taza de pimientos rojos picados
1/2 de taza de granos de elote fresco
1/2 de taza chile poblano picado
4 taza de tallos de espárragos cortados en una pulgada
1 taza de caldo de pollo o vegetales
1 cucharadita de comino
1 cucharadita de ajo en polvo
1 cucharadita de sal
1 cucharadita de pimienta negra

Preparación:
1. Prepara tu olla de cocción lenta.
2. Corta las chuletas de cerdo a lo largo del costado, introduciendo

aproximadamente ¾ de la carne.
3. En un recipiente combina la cebolla, los pimientos, el elote y los chiles poblanos. Mezcla bien y a cucharadas vierte la mezcla en el centro de cada chuleta.
4. Sazona las chuletas con el comino, el ajo, la sal, y la pimienta antes de añadirlo a la olla de cocción lenta.
5. Añade el caldo de pollo o vegetales.
6. Cubre y cocina por 8 horas a temperatura baja.
7. Cerca de media hora antes de comer, añade los espárragos. Sirve cuando los espárragos este tiernos y la carne cocida en su totalidad.

Información Nutricional:
Colorías 221
Grasas totales 7g, Grasas saturadas 3g
Carbohidratos Neto 9g
Proteínas 26g

Cerdo en Melocotón Dulce y Picante

Tiempo de Cocción: 4-6 horas

Tiempo de Preparación: 10 minutos
Porciones: 4

Ingredientes:

4 chuletas de cerdo con hueso
1/4 cucharadita canela
1/4 cucharadita clavos de olor
1 cucharada hojuelas de pimiento rojo triturado
1 taza de cebolla amarilla dulce rebanada
2 taza de duraznos frescos rebanados
1 taza de caldo de pollo o vegetales
1 cucharada de jugo de limón
2 cucharadas de jugo de naranja

Preparación:

1. Prepara tu olla de cocción lenta.
2. Sazona el puerco con la canela, los clavos, y las hojuelas de pimiento antes de ponerlo en la olla de cocción lenta.
3. Añade la cebolla y los duraznos.
4. En un recipiente, combina el caldo de pollo y vegetales, el jugo de limón, y de naranja. Mezcla bien y añádelo a la olla de cocción lenta.
5. Cubre y cocina por 4 horas en

temperatura alta o 6 horas a temperatura baja.

Información Nutricional:
Colorías 217
Grasas totales 7g, Grasas saturadas 3g
Carbohidratos Neto 12g
Proteínas 24g

Cerdo al Cacahuate

Tiempo de Cocción: 4-6 horas
Tiempo de Preparación: 10 minutos
Porciones: 4-6

Ingredientes:
1 kilo de carne de cerdo cortado en rebanadas
1 taza de cebolla amarilla rebanada
3 tazas de ramitos de brócoli
1 taza de caldo de pollo o vegetales
1/4 de taza de mantequilla de maní sin azúcar
2 cucharadas de salsa de soya
1 cucharada de jugo de limón
1 cucharadita de chile en polvo
1 cucharadita de sal
1 cucharadita de pimienta negra
1 taza de cacahuates picados

Preparación:
1. Prepara tu olla de cocción lenta.
2. Pon la carne en la olla de cocción lenta, seguida de la cebolla. Si es posible, mantén el brócoli fuera hasta la última

hora de cocción. De otra manera, agréguelotambién.
3. En un recipiente, combina el caldo de pollo o vegetales, la mantequilla de maní, la salsa de soya, el jugo de limón, el chile en polvo, la sal y la pimienta. Mezcla bien y añade a la olla de cocción lenta.
4. Añade los cacahuates.
5. Cubre y cocina por 4 horas a temperatura alta o 6 horas a temperatura baja.

Información Nutricional:
Colorías 461
Grasas totales 28g, Grasas saturadas 5g,
Carbohidratos Neto 11g
Proteínas 30g

Olla Bratwurst de Día Lluvioso

Tiempo de Cocción: 4-6 horas
Tiempo de Preparación: 10 minutos
Porciones: 4

Ingredientes:
1 kilo de salchicha Alemana, rebanadas gruesas
2 tazas de zanahorias peladas y rebanadas
1 taza de apio rebanado
1 taza de cebolla morada rebanada
4 tazas de repollo rebanado
2 tazas de caldo de pollo o vegetales
1 taza de jitomates en lata con líquido
1 cucharadita de tomillo
1 cucharadita de albahaca
1 cucharadita de sal
1 cucharadita de pimienta negra

Preparación:
1. Prepara tu olla de cocción lenta.
2. Añade la salchicha con las zanahorias, el apio, la cebolla y el repollo.
3. Después, añade el caldo de pollo o vegetales y los jitomates en lata junto

con el líquido.
4. Sazona con tomillo, albahaca, sal y pimienta negra.
5. Cubre y cocina por 4 horas en temperatura alta o 6 horas en temperatura baja.

Información Nutricional:
Colorías 336
Grasas totales 23g, Grasas saturadas 8g
Carbohidratos Neto 14g
Proteínas 14g

Cordero al Curry

Tiempo de Cocción: 4-6 horas
Tiempo de Preparación: 10 minutos
Porciones: 4

Ingredientes:
1 kilo de cordero cortado en tiras
1 taza de manzana picada
1 taza de pimientos verdes
1/2 taza de apio picado
2 tazas de ramitos de coliflor
2 tazas de guisantes frescos
1 taza de caldo de pollo o vegetales
1 tazas de leche de coco
1 cucharada de pasta de curry verde
1 cucharadita de jengibre fresco gratinado
1/4 de taza de menta fresca picada

Preparación:
1. Prepara tu olla de cocción lenta.
2. Pon el cordero en la olla de cocción lenta, seguida de la manzana, los pimientos y el apio. Si es posible añade el brócoli en los últimos 30-45 minutos de la cocción, de otra manera añade al

mismo tiempo.
3. En un recipiente combina el caldo de pollo o vegetales, la leche de coco, el curry en pasta, el jengibre y la menta. Mezcla bien y añade a la olla de cocción lenta.
4. Cubre y cocina por 4 horas en temperatura baja o 6 horas a temperatura alta.

Información Nutricional:
Colorías 339
Grasas totales 18g, Grasas saturadas 12g
Carbohidratos Neto 13g
Proteínas 23g

Variedad de Vegetales

¿Quién dice que una dieta baja en carbohidratos necesita ser pesada y con carne? Los vegetales pueden ser la estrella de una comida baja en carbohidratos tan fácil como cualquier carne. Todo lo que necesitas saber es cuales verduras usar y como sacarles sabor. Estos platos de verduras son únicos y te ayudarán a hacer exactamente eso.

Mock Mac Mexicano y Queso

Tiempo de Cocción: 2 horas
Tiempo de Preparación: 10 minutos
Porciones: 4-6

Ingredientes:
1 cabeza de coliflor grande, cortada en ramitos pequeños
2 dientes de ajo picado
1 taza de jitomate picado
1 taza de queso amarillo (producido en Monterrey) rallado
1 taza de queso Cotija desmenuzado
1/2 taza de queso crema
1 taza de caldo de pollo o vegetales
1 taza de crema entera
2 cucharadita de chile ancho en polvo
1 cucharadita comino
1/4 de taza de cilantro fresco picado
1 cucharadita de sal
1 cucharadita de pimienta negra

Preparación:
1. Prepara tu olla de cocción lenta.
2. Añade la coliflor, el ajo, los tomates y el

caldo de vegetales o pollo.
3. Cubre y cocina por 2 horas en temperatura alta.
4. En un recipiente, combina el queso, el queso Cotija, el queso crema, la crema entera, el chile, comino, cilantro, sal y la pimienta. Mezcla bien.
5. Cerca de una hora antes de comer, esparce en la mezcla de queso en la olla de cocción lenta hasta que esté bien distribuida.
6. Cubre y continúa la cocción hasta que esté bien cocido.

Información Nutricional:
Calorías 459
Grasas totales 40g, Grasas saturadas 24g
Carbohidratos Neto 9g
Proteínas 16g

Repollo Cremoso Gratinado

Tiempo de Cocción: 2 horas
Tiempo de Preparación: 10 minutos
Porciones: 4

Ingredientes:
4 tazas de repollo triturado
1 taza de zanahoria pelada y en rebanadas delgadas
1/2 taza de cebollines rebanados
1/2 taza de caldo de vegetales
1/2 taza de leche
1 huevo batido
1/2 taza de queso fontina desmenuzado
1/2 de taza de queso suizo desmenuzado
1/4 de perejil fresco picado
q cucharada de cebollín verde frescos picados
1 cucharadita de sal
1 cucharadita de pimienta negra

Preparación:
1. Prepara tu olla de cocción lenta.
2. Mezcla el repollo, la zanahoria, cebollines, el caldo de vegetales, la

leche, y un huevo en la olla de cocción lenta.
3. Cubre y cocina por 2 horas a temperatura alta.
4. Media hora antes de comer, añade el queso fontina, el queso suizo, el perejil, los cebollines verdes, la sal, y la pimienta.
5. Cubre y continua la cocción hasta que el queso este derretido.

Información Nutricional:
Colorías 27
Grasas totales 24g, Grasas saturadas 8g
Carbohidratos Neto 8g
Proteínas 15g

Horneado de Calabaza Rustica

Tiempo de Cocción: 4 horas
Tiempo de Preparación: 10 minutos
Porciones 6

Ingredientes:
4 tazas de calabaza moscada pelada y cortada en cubos
1 taza de calabaza bellota pelada y en cubos
1 taza de cebolla amarilla picada
1 taza de tocino ahumado y picado (opcional)
1 1/2 taza de caldo de vegetales
1/2 taza de jugo de manzana sin azúcar
1/2 taza de nueces pecanas picadas
1 cucharadita de tomillo
1 cucharadita de nuez moscada
1 cucharadita de sal
1 cucharadita de pimienta negra

Preparación:
1. Prepara tu olla de cocción lenta.
2. Añade la calabaza mostaza a la olla de cocción lenta, seguida de la calabaza

bellota, la cebolla morada y el tocino.
3. Añade el caldo de vegetales y el jugo de manzana.
4. después, las nueces y sazona con tomillo, nuez moscada, sal y pimienta.
5. Cubre y cocina por 4 horas a temperatura baja.

Información Nutricional:
Calorías 176
Grasas totales 9g, Grasas saturadas 1g
Carbohidratos Neto 15g
Proteínas 4g

Spaghetti de calabaza con Champiñones y Pimientos

Tiempo de Cocción: 4 horas
Tiempo de Preparación: 10 minutos
Porciones: 4-6

Ingredientes:
4 tazas de espagueti de calabaza (lo de adentro solamente)
2 dientes de ajo picado
3 tazas de champiñones cremini a la mitad o en cuartos
1 taza de pimientos rojos rebanados
1 taza de nueces picadas
2 tazas de caldo de vegetales
1 ramita de romero fresco
1 cucharada de eneldo fresco picado
1 cucharada de cebollínfresco picado
1 cucharadita de sal
1 cucharadita de pimienta negra
1/2 taza de queso de cabra desmenuzado

Preparación:
1. Prepara tu olla de cocción lenta.
2. En la olla de cocción lenta combina el

espagueti, el ajo, los champiñones, el pimiento y las nueces.
3. después, añade el caldo de vegetales y sazona con romero, eneldo, cebollín, sal y pimienta.
4. Cubre y cocina por 4 horas en temperatura baja.
5. Media hora antes de comer, remueve la tapa y añade el queso de cabra y revuelve. Cubre y continúa la cocción.

Información Nutricional:
Calorías 334
Grasas totales 27g, Grasas saturadas 6g
Carbohidratos Neto 13g
Proteínas 13g

Cazuela Cremosa de Espinaca y Alcachofas

Tiempo de Cocción: 4 horas
Tiempo de Preparación: 10 minutos
Porciones: 6

Ingredientes:
12 tazas de espinaca fresca desgarradas
2 tazas de corazones de alcachofa en cuatro
1 taza de cebolla morada picada
3 dientes de ajo picado
1 1/2 taza de caldo de vegetales
1 cucharada de mantequilla en cuadros
1 cucharadita hojuelas de pimiento rojo molido
1 cucharada de eneldo fresco picado
1/4 de perejil fresco picado
1 cucharadita de sal
1 cucharadita de pimienta blanca
1 taza de nueces picadas
1 taza de crema agria
1 taza de queso suizo rallado
1/2 taza de queso de cabra desmoronado
1/4 de queso parmesano rallado fresco

Preparación:
1. Prepara tu olla de cocción lenta.
2. En la olla de cocción lenta, mezcla los corazones de alcachofa, la cebolla morada, el ajo, el caldo de vegetales y la mantequilla.
3. Sazona con las hojuelas de pimiento rojo, el eneldo, el perejil, la sal y la pimienta blanca.
4. Cubre y cocina por 4 horas en temperatura baja.
5. Media hora antes de comer, remueve la tapa y añade la espinaca, las nueces, la crema agria, el queso suizo, el queso de cabra y el queso parmesano. revuelve hasta que estén bien mezclados.
6. Cubre y continua la cocción hasta que estén listos para servir.

Información Nutricional:
Calorías 388
Grasas totales 32g, Grasas saturadas 13g
Carbohidratos Neto 11g
Proteínas 15g

Ratatouille Cocinado Lento

Tiempo de Cocción: 4 horas
Tiempo de Preparación: 10 minutos
Porciones: 4-6

Ingredientes:
2 tazas de jitomate en lata con el líquido
3 cucharadas de pasta de jitomate
1 1/2 de taza de caldo de vegetales
3 dientes de ajo picado
4 tazas de berenjena, pelada y en cubos
4 tazas de calabacín rebanado
2 tazas de calabaza de verano pelado y rebanado
1 taza de pimiento verde rebanado
1 taza de cebolla morada rebanada
2 c de sazonador italiano
1 cucharadita de cebolla en polvo
1 cucharadita de sal
1 cucharadita de pimienta negra

Preparación:
1. Prepara tu olla de cocción lenta.
2. En la olla de cocción lenta, combina los jitomates con el líquido, la pasta de

jitomate y el caldo de vegetales.
3. Añade el ajo, la berenjena, el calabacín, la calabaza de verano, los pimientos verdes y la cebolla.
4. Sazona con el sazonador italiano, la cebolla en polvo, la sal y la pimienta.
5. Cubre y cocina por 4 horas a temperatura baja.

Información Nutricional:
Calorías 119
Grasas saturadas 1g, Grasas saturadas 0g
Carbohidratos Neto 15g
Proteínas 5g

Guiso de Judías Verdes y Champiñones

Tiempo de Cocción: 4 horas
Tiempo de Preparación: 10 minutos
Porciones: 6

Ingredientes:
8 tazas de judías verdes frescas cortadas
2 tazas de champiñones frescos cortados
1 taza de agua de castaña, drenada y cortada
1 taza de cebolla amarilla rebanada
2 cucharadas de mantequilla en cuadros
1 1/2 taza de caldo de vegetales
1 cucharada de salsa de soya
1 c de hojuelas de pimiento rojo triturado
1 cucharada de cebollín fresco picado
1 cucharadita de ajo en polvo
1/4 taza de perejil picado
1 taza de crema agria
1/2 taza de crema entera
1/2 taza que queso parmesano
Almendra rebanada para decorar si lo deseas

Preparación:

1. Prepara tu olla de cocción lenta.
2. En la olla de cocción lenta combina las judías, los champiñones, el agua, la cebolla y la mantequilla. Mueve hasta mezclar.
3. En un recipiente, combina el caldo de vegetales, la salsa de soya, las hojuelas de pimiento rojo trituradas, el cebollín y el ajo en polvo.
4. Cubre y cocina por 4 horas a temperatura baja.
5. Media hora antes de comer, remueve la tapa y esparce el perejil, la crema acida, la crema entera y el parmesano. Continua cocinando hasta que este enteramente cocido.
6. Sirve y decora con almendra rebanada.

Información Nutricional:
Calorías 307
Grasas totales 22g, Grasas saturadas 14g
Carbohidratos Neto 15g
Proteína 9g

Conclusión

Sabemos que el uso de la olla de cocción lenta ofrece incontables beneficios en términos de opciones de comida y opciones saludables. En general, usar una olla de cocción lenta ahorra tiempo y energía, dándonosmás tiempo para dedicarnos a otros aspectos de nuestra vida. Pero a veces, con las consideraciones dietéticas, el uso de la olla de cocción lenta para inefectivo o incluso incómodo. El propósito de este libro ha sido mostrar que cuando se trata de una dieta baja en carbohidratos, la olla de cocción lenta es definitivamente tu mejor amiga en el camino de una buena salud.

Con frescos, saludables ingredientes, no hay límites a las delicias culinarias que puedes crear en tu olla de cocción lenta. Este libro es meramente un punto de partida para proveer de inspiración, para verdaderamente abrazar un estilo de vida baja en carbohidratos y hace de cada día y cada comida lo más excitante posible, de por vida por una buena salud y una buena alimentación.

Parte 2

Introducción

Quiero agradecerte y felicitarte por descargar este libro.

Este libro contiene pasos ya puestos en práctica y estrategias sobre cómo preparar recetas keto bajas en carbohidratos para realizar Batch Cooking, que podría traducirse como "cocinar por lotes".

Las dietas bajas en carbohidratos están ganando popularidad continuamente debido a su eficacia para revertir la diabetes tipo II, mejorar la salud mental yperder peso. Sin embargo, una cosa es saber que algo es bueno para ti y otra cosa es realmente adoptarlo en tu vida.

Si bien muchas personas comprenden que una dieta baja en carbohidratos es bastante efectiva para perder peso, la mayoría de las personas tienen problemas para adoptar una dieta de este tipo debido al tiempo que uno tiene que dedicar para preparar y cocinar sus propias comidas.

No obstante, tengo una buena noticia para ti. Gracias al Batch Cooking, puedes adoptar cualquier tipo de dieta que desees, incluso una dieta baja en carbohidratos, y no pasar mucho tiempo cocinando. Solo necesitas dedicar algo de tiempo a preparar tus comidas en lotes y, una vez que hayas terminado, lo único que debes hacer es cocinar. ¿Qué tan increíble es eso?

Si deseas conocer más acerca del Batch Cooking y algunas recetas bajas en carbohidratos que puedes probar, este libro te cubrirá las espaldas. Aprenderás cómo preparar tus comidas en lotes, así como recetas bajas en carbohidratos que puedes probar.

Desglosando la Dieta Baja en Carbohidratos

Antes de meternos de lleno en el Batch Cooking, intentemos comprender en qué consiste una dieta baja en carbohidratos o una dieta keto. Una dieta baja en carbohidratos es simplemente una dieta que restringe la cantidad de carbohidratos que se ingieren en un día para que tu cuerpo pueda aprovechar tus reservas de grasa y quemar grasa para obtener energía. La mayoría de las dietas bajas en carbohidratos limitan tu ingesta de carbohidratos a 50-150 gramos por día. Veamos la cantidad de macronutrientes que puedes tomar mientras estás en una dieta baja en carbohidratos:

Carbohidratos

Tu ingesta de carbohidratos, como se mencionó anteriormente, debe ser de 50-150 gramos. Esto se traduce en alrededor de 20-25 g de carbohidratos netos en un día. Esta cantidad es importante para garantizar que el cuerpo no tenga acceso a suficientes carbohidratos para quemar y obtener energía. Los carbohidratos, que se descomponen en glucosa, son la principal fuente de energía de tu cuerpo. Si quieres que tu cuerpo comience a quemar grasa para obtener energía, debes limitar tus carbohidratos. Si haces esto, tu cuerpo no tendrá más remedio que recurrir a otra fuente de energía, en otras palabras, quemará grasa.

Proteína

20% de tus calorías deben provenir de proteínas. Asegúrate de no comer demasiada proteína debido a un proceso conocido como gluconeogénesis. En este proceso, el cuerpo convierte el exceso de proteínas en glucosa y lo utiliza para potenciar sus diversas funciones. Como ya debes saber, al cuerpo le encanta usar la glucosa para satisfacer sus necesidades energéticas.Esto significa que si consumes demasiada proteína, te arriesgarás a hacer uso de la glucosa para obtener energía, lo que no producirá los resultados que esperas.

Grasa

75% de tu ingesta diaria de calorías debe provenir de la grasa. Recuerda que una dieta baja en carbohidratos o la dieta keto se basa en la quema de grasa. Tu cuerpo dependerá de la grasa almacenada y de la grasa que ingieres para potenciar sus funciones.Esta es la razón por la cual la grasa debe ocupar un lugar destacado cada vez que te sientas a comer.

¿Por qué adoptarel Batch Cooking?

Como puedes imaginar, en esta era de comidas rápidas, azúcares refinados y alimentos procesados, se necesita planificar las comidas para garantizar que cumplas con las necesidades de macronutrientes mencionadas anteriormente, incluyendo la reducción de la ingesta de carbohidratos.

Si estás muy ocupado y rara vez tienes tiempo para cocinar, puedes desanimarte fácilmente al seguir una dieta baja en carbohidratos. Esto se debe a que la mayoría de los alimentos que están disponibles son generalmente muy altos en carbohidratos. Esta es la razón por la que deberías encontrar formas de hacer que seguir esta dieta sea más fácil. Una forma en que puedes simplificar tu vida es adoptando el Batch Cooking. Aquí es donde se hacen varias recetas para comer durante la semana.

El Batch Cooking tiene varios beneficios tales como:

Es conveniente

El Batch Cooking es conveniente simplemente porque te brinda cierta comodidad que no tendrías si tuvieras que cocinar al menos 3 comidas al día. Al preparartus comidas con antelación, no tendrás que lidiar con el riguroso proceso de cocinar desde cero, especialmente cuando estás cansado o después de un largo día de trabajo.

Ahorra tiempo
Cocinar todos los días, especialmente si tienes que preparar tres comidas o más, implica mucho trabajo. El Batch Cookingte permite hacer todas esas pequeñas tareas como cortar, dorar, triturar y hornear de una sola vez. Además, el tiempo de preparación y el tiempo de cocción no cambian demasiado solo porque se está cocinando en lotes. En cualquier caso, agregar algunos minutos más para cocinar una vez a la semana vale la pena si ahorras más tiempo durante la semana.

Facilita la limpieza
Esta es una gran ventaja en lo que respecta al Batch Cooking. Cuando preparas alimentos, debes usar tablas de cortar, tazones, varias ollas, varias cucharas e incluso un procesador de alimentos. Después de lo cual, cuando hayas terminado de preparar tus comidas, tendrás que lavar esos artículos. Si estás

cocinando 3 veces al día o incluso dos veces, deberás limpiar tus utensilios de cocina cada vez que cocines. Sin embargo, si cocinas en lotes, reducirás el trabajo de limpieza, ya que ya has hecho la mayor parte del trabajo y has limpiado las herramientas que utilizaste.

Te permite satisfacer tus necesidades dietéticas

Una de las principales razones por las que debes adoptar el Batch Cooking es que te ayudará a satisfacer tus necesidades dietéticas. Piénsalo. La dieta baja en carbohidratos requiere planificación. Si decides comer ciertos alimentosen un momento de impulso, te arriesgarás a estropearlo. Debes calcular tus macros para asegurarte de no exagerar cuando consumes carbohidratos. El Batch Cooking te permite calcular tus macros de antemano y congelar tus comidas de manera que estés seguro de las cantidades que vas a comer. Tu trabajo simplemente consistirá en seleccionar las comidas que te ayudarán a cumplir con tus requerimientos diarios.

Además, el Batch Cooking te permite cocinar alimentos para varios miembros de la familia y marcarlos. De esta manera, es mucho más fácil seguir una dieta baja en carbohidratos, incluso si otros miembros de la familia no lo hacen. No tendrás que continuar cocinando dos comidas diferentes cada desayuno, almuerzo y cena. Solo cocinarás una vez y disfrutarás de tus comidas durante toda la semana.

Cuando realices Batch Cooking ten en cuenta lo siguiente:

Asegúrate de que haya suficiente espacio libre entre lasuperficie delalimento en el contenedor y la tapa del mismo: Antes de congelar algo, asegúrate de envolverlo bien y elimina cualquier exceso de aire. Esto evitará quemaduras por congelación. Además, asegúrate de que haya suficiente espacio libre entre la superficie del alimento en el contenedor y la tapa del mismo, especialmente cuando se congela la sopa porque normalmente se expande.

Usa moldes para muffinspara obtener porciones perfectas: Si no deseas almacenar de acuerdo con las porciones, puedes almacenar pequeñas porciones en moldes para muffins.Es mucho más fácil y rápido recalentar porciones pequeñas. Esto también asegurará que no desperdicies comida. Una vez que las porciones estén listas, sácalas y luego empaquétalas. Puedes recalentarlas cuando quieras.

Al recalentar guisos ya horneados, simplemente coloca la cazuela en un horno frío y luego precaliéntala y cocínala durante unos 20 minutos. Asegúrate de no poner un plato congelado en un horno caliente.

Selecciona varias recetas:*El Batch* Cooking consiste simplemente en cocinar varias comidas para usar durante las semanas que se aproximan. Esto significa que puedes seleccionar de cuatro a cinco recetas diferentes y reservar un tiempo para prepararlas todas. Debes escribir tu lista de compras para que puedas tener todos los ingredientes listos. Lo ideal sería pasar el menor tiempo posible cocinando.

Duplica las recetas: No hay ninguna razón

por la que no debas duplicar varias recetas cuando cocines con el método Batch Cooking. Recuerda que la palabra clave es lote. Si una receta solo te proporciona 4 porciones, puedes duplicarla para hacer8 porciones.

Ten cuidado con las verduras: Las verduras tienden a marchitarse cuando se cocinan. Una cosa que debes tener en cuenta es que al fin y al cabo deberás recalentar la comida cuando quieras comerla. Cuando recalientes las verduras, puede que salgan demasiado cocidas. Esta es la razón por la que debes adoptar el hábito de cocinar las verduras solo ligeramente cuando cocines con el método Batch Cooking. Retira las verduras del fuego al menos 10 minutos antes de que estén listas. De esta manera, cuando las recalientes, estarán bien.

Utiliza tu procesador de alimentos: Tu procesador de alimentos puede serte de mucha ayuda cuando cocinascon el método Batch Cooking. Puedes usarlo para mezclar cebollas o ajo, o incluso verduras como zanahorias. Esto facilitará tu trabajo ya que no es divertido cortar tantas cebollas. Puedes usar tu procesador de alimentos para picar levemente varias verduras y agregarlas a tus sopas o guisos.

Deja que la comida se enfríe: Una vez que hayas terminado de cocinar, debes dejar que la comida se asiente durante al menos 30 minutos antes de colocarla en el refrigerador durante otros 30 minutos. Esto permitirá que tu comida se enfríe y luego podrás colocarla en el freezer. Nunca debes dejar los alimentos a temperatura ambiente durante más de dos horas antes de colocarlos en el freezer. Si lo haces, permitirás que crezcan las bacterias. Además, habitualmente debes descongelar tu comida dentro del refrigerador y no sobre las encimeras.

Etiqueta los recipientes: Es fácil distinguir los alimentos cuando todavía están crudos. Sin embargo, esto cambia cuando el alimento está congelado y en contenedores. Esto es especialmente cierto cuando cocinas en lotes y tienes muchos recipientes que necesitan ser identificados. Es por esa razón que debes etiquetar cuidadosamente los contenedores. Anota cuándo cocinaste la comida y lo que hay en el recipiente. También puedes incluir detalles como la cantidad de carbohidratos que contiene. Recuerda comer los alimentos dentro de los tres meses para evitar perder su valor nutricional y sabores.

Congela en porciones: Cuando congelas la comida, esta se convierte en un bloque sólido. Por lo tanto, no tiene mucho sentido congelar los alimentos sin primero dividirlos en varias porciones. Debes determinar la cantidad de alimentos que necesitarás comer y dividirlos en consecuencia. De esta manera, puedes retirar fácilmente el recipiente que desees y dejar el resto en tu freezer para más tarde.

No olvides lo alimentos en la parte posterior: Este es un punto que es necesario enfatizar. Esto se debe a que una vez que adquieras el hábito delBatch Cooking, te encontrarás colocando muchos recipientes en el freezer y en el refrigerador.Si no creas un buen sistema, te encontrarás a ti mismo olvidando algunos de esos alimentos. Sí, eso suele suceder. Por lo tanto, asegúrate de reorganizar tu freezer al menos una vez al mes. De esta manera, puedes verificar si algo se colocó en la parte posterior y lo olvidaste. Además, asegúrate de colocar los alimentos que deben comerse primero, delante de los otros recipientes.

En los siguientes capítulos, veremos algunas recetas bajas en carbohidratos que puedes probar si utilizas el método Batch Cooking.

Desayuno

Pizza de Desayuno

Porciones: 8

Ingredientes

1 taza de queso, rallado
2 tazas de pimientos, en rodajas
8 onzas de salchichas (aproximadamente 227 gramos)
1/4 cucharadita de pimienta
1/2 cucharadita de sal
1/2 taza de nata/crema espesa
12 huevos

Instrucciones

Precalienta el horno a 350 grados.

Coloca los pimientos en el microondas durante 3 minutos y reserva.

Dora la salchicha; puedes hacerlo en una sartén de hierro fundido. Resérvala una vez que esté hecha.

Mezcla la crema, los huevos, la sal y la pimienta y luego coloca la mezcla en la sartén. Cocina por 5 minutos o hasta que los lados se asienten.

Coloca la mezcla en el horno y hornea por 20 minutos.

Retira del horno, rellena con pimientos,

salchichas y queso.Luego colócalo en la parrilla durante 3 minutos adicionales.

Una vez hecho esto, deja reposar durante 5 minutos.

Sirve y disfruta de una rebanada. Congela el resto para más tarde.

Información nutricional por porción:calorías 307, grasas 24.3g, proteínas 18.4g, carbohidratos 2.6g, fibra 0.5g, carbohidratos netos 2.1g

Galletas Keto de Desayuno

Porciones: 6

Ingredientes

6 salchichas de desayuno en forma de hamburguesas, precocidas

2 onzas de queso Colby Jack, en cubos (aproximadamente 57 gramos)

1 pizca de sal y pimienta

1 taza de harina de almendras

2 huevos, batidos

2 tazas de mozzarella, rallada

2 onzas de queso crema (aproximadamente 57 gramos)

Instrucciones

Precaliente el horno a 400 grados F (aproximadamente 204 grados centígrados).

Coloca la mozzarella y el queso crema en el microondas durante períodos de 30 segundos hasta que la mozzarella comience a derretirse; revuelve bien para mezclar.

En un tazón pequeño, mezcla la harina de almendras y el huevo batido. Luego agrega la mezcla de queso y revuelve para combinar. La masa puede volverse un poco pegajosa. Puedes espolvorearla con más harina antes de formar una bola. Refrigera la bola hasta que la masa se endurezca.

Retírala del refrigerador y divídela en 6 bolas. Luego aplana cada bola y coloca una hamburguesa en el centro de cada masa aplanada. Agrega el queso encima de cada una y luego envuelve la masa alrededor. Haz esto por cada porción.

Coloca la masa preparada en un molde para muffins. Asegúrate de engrasar primero el molde.

Hornea durante 12-15 minutos. Los muffins deben estar dorados y firmes. Puedes cubrirlos con mozzarella adicional si lo deseas.

Estas galletas se congelan muy bien. Si deseas comerlas, solo necesitas cocinarlas en el microondas durante aproximadamente un minuto.

Información nutricional por porción: calorías 250, grasas 20g, proteínas 12g, carbohidratos netos2g

Tarta de Espinaca y Queso Feta

Porciones: 12
Ingredientes
Masa para tarta libre de granos
Sal y pimienta a gusto
1 cucharada de harina de coco
1 huevo
150g de harina de almendras
Relleno de Espinacas y Queso Feta
Sal y pimienta a gusto
Un buen puñado de menta fresca, picada
250g de queso feta, desmenuzado
250g de queso crema, con alto contenido de grasa
1/2 cebolla, finamente picada
6 huevos, batidos
500g de espinaca, fresca o congelada

Instrucciones

Usa un tenedor para mezclar los ingredientes para la masa.

Engrasa una fuente para tartas o flan de 24 cm, cúbrela con papel de pergamino y luego vierte la mezcla de la masa sobre ella.

Toma un pedazo de papel para hornear, colócalo sobre la mezcla y luego usa un vaso de vidrio para aplanar la masa.

Haz agujeros en la masa con un tenedor para permitir un horneado uniforme.

Hornea la masa durante 15 minutos a 180C / 350F. Retira y reserva.

Relleno de espinaca y queso feta:

Si usas espinaca congelada, descongélala y asegúratede exprimir el agua para evitar terminar con una tarta húmeda y blanda.

Mezcla la espinaca y los ingredientes restantes asegurándote de dejar algunos trozos de queso feta y queso crema.

Vierte la mezcla en la masa y hornea por 40 minutos a 180C / 350F. El centro debe estar cocido antes de retirarlo.

Refrigerael resto para más adelante. También puedes refrigerar el pastel después de agregar el relleno y una vez que esté listo para cocinar, utiliza las instrucciones de cocción anteriores.

Información nutricional por porción: calorías 209, grasas 16g, proteínas 10.6g, carbohidratos 4.2g, fibra alimentaria 2.2g, azucares 0.6g

Cazuela de Desayuno Baja en Carbohidratos

Porciones: 9
Ingredientes
1/4 cucharadita de pimienta negra
1/4 cucharadita de sal marina
2 cucharadas de perejil fresco, picado
2 tazas de queso cheddar, dividido
1/2 taza de nata/crema espesa
12 huevos grandes
6 dientes de ajo, picados
1 libra de salchicha de desayuno(aproximadamente 454 gramos)

Instrucciones
Saltea el ajo picado en una sartén engrasada, durante 1 minuto o hasta que suelte su aroma.

Coloca la salchicha de desayuno en la sartén a fuego medio-alto y cocina por 10 minutos. Usa una espátula para romperla mientras se dora.

Mientras tanto, precalienta tu horno a 375F (aproximadamente 180 grados centígrados).

En un tazón grande, mezcla la nata/crema espesa, los huevos, el perejil, la sal marina, la pimienta negra y la mitad del queso cheddar.

Engrasa bien el fondo de una cazuela y luego coloca la salchicha desmenuzada en el fondo. Distribuye de manera uniforme. Si deseas utilizar cualquier verdura precocida, agrégrega en esta etapa.

Extiende la mezcla de huevo de manera uniforme sobre la salchicha y rellena con el queso cheddar restante.

Hornea durante unos 30 minutos hasta que el queso se derrita y los huevos estén listos. Retira y congela adecuadamente.

Información nutricional por porción: calorías 281, grasas 23g, proteínas 17g, carbohidratos 1g, fibra alimentaria 0.1g, azúcares 0g

Almuerzo

Moussaka de Berenjenas

Porciones: 10
Ingredientes
300 gramos de crema espesa
112 gramos de queso cheddar
20 gramos de condimento italiano
410 gramos lata de tomates picados mezclados con hierbas, puedes considerar utilizar la marca Ardmonao similar
1 zanahoria, cortada en cubitos
1 cebolla morada, cortada en cubitos
1 berenjena
3 dientes de ajo
1 kg de carne de vacuno, alimentado con pasto
Esplenda a gusto
125 gramos de queso crema Philadelphia
Instrucciones
Corta finamente la berenjena, fríela en aceite de coco y déjala a un lado.
En una sartén, saltea la cebolla morada, la zanahoria y el ajo, luego agrega la carne picada y dora. Agrega la lata de Ardmona, el condimento italiano, los tomates y luego

sazona con sal yesplenda. Finalmente retira del fuego.

Prepara la salsa de queso crema friendo rebanadas finas de queso crema junto con 300 g de nata/crema espesa. Asegúrate de agregar la crema poco a poco y luego agrega esplenda a gusto. Resérvala.

Extiende una capa de berenjena en una cazuela, luego la mezcla de carne y luego agrega una capa de salsa de queso y una capa de salsa de carne y finalmente una capa de queso cheddar rallado. Si estás cocinando en lotes más grandes, comienza con una capa de berenjena y luego carne y finalmente salsa de queso y repite.

Hornea por 15 minutos a 180 grados / 350F.

Sirve y disfruta. Puedes congelar losrestos para más adelante.

Información nutricional por porción:grasas 30g, proteínas 24g,carbohidratos9g

Pizza de Portobello y Pesto

Porciones: 4
Ingredientes
Para la Pizza de Portobello y Pesto:
4 onzas de mozzarella rallada (aproximadamente 113 gramos)
11/2 cucharadas de aceite de oliva
2 tomates medianos, en rodajas
4 setas de Portobello
Para el pesto de albahaca:
3 cucharadas de aceite de oliva
1/2 aguacate pequeño
1 diente de ajo, pelado
2 tazas de hojas de albahaca
2 cucharadas de piñones o nueces
Instrucciones
Precalienta el horno a 400 grados F (aproximadamente 204 grados centígrados).

En un procesador de alimentos, prepara el pesto de albahaca procesando los piñones, el aguacate, el ajo y la albahaca. Agrega aceite de oliva y procesa un poco más para obtener una consistencia parecida a la de la salsa. Sazona el pesto de albahaca con sal y pimienta.

Retira los tallos de las setas y raspa las branquias internas con una cuchara. Usa aceite de oliva para cepillar ambos lados de las setas.

Coloca las setas en una hoja con las tapas hacia abajo. Coloque 1/3 del pesto sobre las setas, luego esparce los tomates y el queso encima.

Hornea por 15-18 minutos o hasta que el queso esté burbujeante. Disfruta y congela los restos.

Información nutricional por porción: calorías 303, grasas 29g, carbohidratos 10g, fibra alimentaria 4g, azúcar 1g, proteínas 13g

Hamburguesas de Coliflor y Setas

Porciones: 6

Ingredientes

Sal y pimienta a gusto
6+ cucharadas de harina de almendras
1/2 cucharadita de romero seco
1/2 cabeza de coliflor, rallada (o 2 tazas de coliflor)
8 onzasde setas, picadas en trozos pequeños(aproximadamente 227 gramos)
1 cucharada de aceite de oliva
1 diente de ajo, picado
1/2 cebolla amarilla, picada
Cobertura: ketchup, espinaca, mostazatahini

Instrucciones

Combina todos los ingredientes de la cobertura en un tazón pequeño y resérvalos.

En una sartén plana o de hierro fundido, agrega el aceite de oliva y cocina la cebolla a fuego medio durante 2 minutos.

Agrega el ajo y las setas. Luego espolvorea el romero seco encima. Revuelve con una cuchara de madera y cocina por 3-4 minutos adicionales o hasta que las setas estén blandas.

Agrega el arroz de coliflor y revuelve por 1 minuto más; condimenta con sal y pimienta. Retira del fuego y deja que se enfríe a temperatura ambiente.

Mientras tanto, precaliente tu horno a 400 grados F (aproximadamente 204 grados centígrados) y luego cubre la bandeja para hornear con papel pergamino.

Una vez que puedas manejar la mezcla de coliflor cómodamente, agrega 2 cucharadas de harina de almendras y mezcla todo. Una vez mezclado, forma 6 hamburguesas. Las hamburguesas deben permanecer juntas. Puedes agregar más harina si notas que se están agrietando demasiado. Coloca las hamburguesas en la bandeja para hornear.

Hornea por 30 minutos a 400 grados F (aproximadamente 204 grados centígrados) o hasta que las hamburguesas estén doradas en la parte superior. Puedes asarlas por unos minutos más, si lo deseas.

Cuando estén listas para comer, puedes servirlas con espinacas, tomates, bollos, lechuga, cebolla morada y pepinillos, si lo deseas. De lo contrario, congela para más adelante.

Información nutricional por porción: calorías 83, grasas totales 6g, carbohidratos totales 5.5g, fibra alimentaria 2g, azucares 2.1g, proteínas 3.6g

Lasaña de Repollo Keto

Porciones: 20

Ingredientes

1/4 taza de queso parmesano, rallado (opcional)

32 onzasde queso mozzarella, cortado o rallado (aproximadamente 907 gramos)

40 onzas de salsa marinara sin azúcar agregada(aproximadamente 1134 gramos)

2 libras de carne molida, dorada(aproximadamente 907 gramos)

3 huevos grandes

1/4 taza de perejil seco, opcional

11/2 tazas de queso parmesano, rallado

3 libras de queso ricotta(aproximadamente 1360 gramos)

1 cabeza de repollo

Instrucciones

Separa cuidadosamente las hojas del repollo y dejaque se cocinendurante 5-10 minutos en agua hirviendo con sal. Una vez hecho esto, usaun paño o repasador de cocina para drenar el exceso de agua.

En un tazón, mezcla el queso parmesano, el queso ricotta, los huevos y el perejil. Luego reserva.

Agrega la salsa marinara a la carne dorada y revuelve.

Vierte 3/4 tazas de la salsa en el molde para hornear. Puedes usar una bandeja de 11 por 15 pulgadas.

Extiende una capa de las hojas de repollo cocidas sobre la salsa en el molde para hornear.

Coloca la mitad de la mezcla de queso ricotta sobre las hojas de repollo.

Agrega la salsa restante y luego extiende la mitad del queso mozzarella encima.

Repite las capas y luego decora con queso parmesano adicional, si así lo deseas.

Hornea durante unos 25 minutos a 350F (aproximadamente 177 grados centígrados).

Información nutricional por porción: calorías 451, carbohidratos 9g, fibra alimentaria 1g, azucares 3g, proteínas 27g

Cena

Hamburguesas de Quínoa

Porciones: 6
Ingredientes
Para la cobertura de tomate y aceituna:
1 cucharadita de vinagre de vino tinto o jugo de limón
1 cucharada de albahaca fresca, picada
1 cucharada de perejil fresco, picado
1/4 taza de aceitunas Kalamata sin carozo, picadas en cubitos
1 taza de tomates cherry, cortados en cuartos
Para las hamburguesas:
Lechuga para servir
Aceite de oliva, para cocinar las hamburguesas
1 cucharada de albahaca fresca, finamente picada
1 cucharada de perejil fresco, picado
1/4 taza de queso feta desmenuzado, y un poco más para servir
1 huevo grande
1/4 cucharadita de pimienta negra molida
1/2 cucharadita de orégano seco

1/2 cucharadita de sal kosher
1 taza de avena arrollada tradicional
1 (15-onzas) lata de garbanzos, enjuagados y escurridos(aproximadamente 425 gramos)
2 dientes de ajo, picados
1/4 taza de tomates secos picados (sin aceite de oliva envasado)
1/2 taza de quínoa cruda, mijo, farro o grano similar

Instrucciones

Agrega la quínoa y 1 taza de agua en una cacerola y espera que hierva. Baja el fuego a fuego lento, cubre y cocina por 15 minutos. Retira la quínoa del fuego y déjala reposar durante 5 minutos. Destapa la cacerola y usa un tenedor para esponjar la quínoa y luego resérvala.

Mientras tanto, coloca los tomates secos en un recipiente, cúbrelos con agua muy caliente y déjalos reposar durante 5 minutos para que se rehidraten. Escurre y reserva.

En un procesador de alimentos, mezcla la quínoa, la avena, los garbanzos, el orégano, el ajo, la sal y la pimienta. Agrega el huevo y continúa procesando para que se mezcle.

Transfiere la mezcla a un tazón para mezclar y luego agrega el queso feta, la albahaca, los tomates secos y el perejil. Forma 6 hamburguesas. Congela las hamburguesas en el refrigerador hasta que estén listas para cocinar.

Para cocinarlas, agrega aceite de oliva en una sartén grande y dora las hamburguesas durante 4 minutos por cada lado.

En un tazón pequeño, mezcla los ingredientes para la cobertura. Sirve las hamburguesas con lechuga, la mezcla de aceite de oliva con tomates y la cobertura.

Información nutricional por porción: calorías 389, grasas 7.2g, carbohidratos 67.5g, fibra 12g, azúcar5.3g, proteínas26.6g

Hamburguesas de Tocino de Pavo

Porciones: 8-10

Ingredientes

1/2 cucharadita de pimienta

1 cucharadita de sal

3 dientes de ajo

1/2 cebolla mediana

2 calabacines medianos

1/2 libra de tocino (aproximadamente 227 gramos)

2 1/2 libras de pavo molido (aproximadamente 1134 gramos)

Instrucciones

Precalienta el horno a 350 grados F (aproximadamente 177 grados centígrados).

Corta el tocino y cocina a fuego medio. El tocino debe estar crujiente. Retira y escurre sobre toallas de papel. Una vez que el tocino esté frío, pícalo finamente.

Reserva 1 cucharada de la grasa de tocino. Usa un procesador de alimentos o un rallador para triturar el calabacín. Pica finamente el ajo y la cebolla.

Calienta la grasa de tocino en una sartén a fuego medio y saltea la cebolla y el ajo.

En un tazón grande, mezcla todos los ingredientes y luego con la mezcla forma 8-10 hamburguesas.

En una sartén grande, dora las hamburguesas durante 3 minutos por cada lado. Retíralas y colócalas en una bandeja para hornear forrada con papel pergamino.

Hornea durante 15 minutos o hasta que estén bien cocidas.

Sirve con lechuga. Puedes congelar las hamburguesas para más adelante.

Información nutricional por porción: calorías 354, grasas22g, carbohidratos 2.5g, fibra 1g, azúcar 1g, proteínas40g

Chile Picante, Dulce, Ahumado

Porciones: 6

Ingredientes

1/4 cucharadita de pimienta de cayena, o al gusto

1/2 cucharadita de comino

1/2 cucharadita de cebolla en polvo

1/2 cucharadita de ajo en polvo

3/4 cucharaditas de sal

1 cucharadita de pimentón ahumado

3 cucharadas de chile en polvo

15onzasde lata de frijoles negros, enjuagados y escurridos(aproximadamente 425gramos)

15onzasde lata de frijoles horneados(aproximadamente 425gramos)

29onzasde lata de salsa de tomate(aproximadamente 822 gramos)

Sal y pimienta

2 dientes de ajo, picados

1 chalota grande o 1 cebolla pequeña, picada

1 librade carne molida(aproximadamente 454 gramos)

Cobertura: crema agria, cebolla verde picada, queso cheddar rallado

Instrucciones

Dora la carne molida, el ajo, la cebolla y el chalote en una sartén grande, a fuego medio y luego sazona con sal y pimienta.

Agrega los otros ingredientes y cocina a fuego lento durante 30 minutos. Recuerda revolver una o dos veces.

Coloca la carne molida en una olla de cocción lenta de 5-6 cuartos y luego agrega los ingredientes restantes y revuelve.

Cierra la tapa y cocina durante 4-6 horas a fuego lento. Congela en porciones individuales.

Información nutricional por porción: calorías 354, grasas6g, carbohidratos 42.9g, fibra11.1g, azúcar 14g, proteínas33.6g

Merienda

Barras de Granola con Mantequilla de Maní y Chía

Porciones: 12
Ingredientes
1/4 cucharadita de sal kosher
1 cucharadita de canela
1 cucharadita de extracto de vainilla
1/3 taza de miel
2/3 tazas de mantequilla de maní cremosa (abstente de usar del tipo que necesita refrigeración)
1/4 taza de semillas de chía
1/4 taza de mijo crudo o quínoa cruda
1/2 taza de frutos secos a tu elección, cortados en trozos grandes
11/3 tazas de avena arrollada tradicional
1/2 taza de tu selección deseada de ingredientes: dátiles secos picados, albaricoques secos picados, pasas, cerezas secas, chips dechocolate, etc.

Instrucciones
Opcional: precalienta el horno a 350 grados F (aproximadamente 177 grados centígrados). En una bandeja para hornear sin engrasar, coloca la avena, la quínoa o el

mijo, las nueces y las semillas de chía. Hornea durante unos 10 minutos o hasta que estén ligeramente doradas. Retira y reserva.

Cubre un plato para hornear con papel pergamino o envoltura de plástico, rocía ligeramente con aceite en aerosol y luego resérvalo.

En una cacerola a fuego medio-bajo, agrega la miel y la mantequilla de maní y revuelve hasta que esté cremosa y suave. Retira la mezcla del fuego y luego agrega la canela, la vainilla y la sal; y revuelve para combinar.

En un tazón grande, mezcla el mijo o la quínoa, la avena, las nueces y las semillas de chía. Extiende la mezcla de mantequilla de maní sobre los ingredientes y revuelve con una espátula de goma para cubrirlos. Si tienes la intención de usar chocolate, deja que la mezcla se enfríe durante 1-2 minutos antes de revolver cualquier otra mezcla.

Extiende la mezcla sobre la bandeja para hornear y usa la espátula para presionar firmemente hacia abajo para asegurarte de que la mezcla se distribuye de manera firme y uniforme.

Refrigera por 2 horas y luego córtala en barras. Puedes congelar las barras para más adelante.

Información nutricional por porción: calorías 218, grasas 11.5g, carbohidratos 25.5g, fibra 3g, azúcar 13g, proteínas 7g

Bombones de Manteca de Cacao

Porciones: 12

Ingredientes

1 cucharadita de sal marina

1 una cucharadita rasa de extracto de estevia o1/4 taza de Swerve

2 cucharadas de semillas de lino dorado molido

4 onzasde manteca de cacao (aproximadamente 113 gramos)

1/2 taza de mantequilla de vacas alimentadas con pasto o aceite de coco

1/2 taza de mantequilla de almendras o mantequilla de maní sin azúcar

Instrucciones

En una cacerola a fuego medio-alto, procede a calentar varias tazas de agua y luego coloca un bol de pírex encima.

Añade todos los ingredientes en el bol, derrite y mezcla. Vierte suavemente la mezcla en moldes de silicona. Alternativamente, puedes verterla en moldes para muffins.

Congela la mezcla durante al menos 1 hora antes de servir. Puedes almacenar los bombones en el refrigerador durante 1-2 semanas.

Información nutricional por porción: calorías 96, proteínas 4g, grasas 10.5g, carbohidratos totales 3g, fibra 1g, carbohidratos netos 2g

Albóndigas de Tomates Secos y Queso Feta

Porciones: 16

Ingredientes

2 cucharadas de agua
1/4 taza de harina de almendras
1/2 cucharadita de ajo en polvo
1 huevo
1 cucharada de hojas de tomillo (o 1/2 cucharadita de tomillo seco)
2 cucharadas (.5 oz) de tomates secos, picados(aproximadamente 227 gramos)
1/4 taza de queso feta desmenuzado
1 librade pavo molido(aproximadamente 454 gramos)
Aceite de oliva para freír

Instrucciones

Mezcla todos los ingredientes, excepto el aceite de oliva, y luego divide en 16 albóndigas.

En una sartén grande, agrega el aceite de oliva y fríe las albóndigas. Las albóndigas deben estar doradas y crujientes. Puedes freír durante 3-4 minutos antes de darlas vuelta y freír durante otros 3-4 minutos.

Retira las albóndigas y colócalas sobre

toallas de papel.

Sirve y disfruta. Puedes servir con espagueti y salsa marinara para una comida completa. Estas albóndigas se congelan bien.

Información nutricional: calorías 89g, grasas 8g, carbohidratos netos 0.65g, proteínas 6g

Malteada Verde

Porciones: 5

Ingredientes

2 tazas de frutos rojos
1 ½ tazas de leche de coco sin azúcar
4 tazas de agua de coco sin azúcar
¼ taza de semillas de chía
½ taza de coco rallado sin azúcar
½ taza de proteína en polvo
8 tazas de espinaca

Instrucciones

Pon los ingredientes en la licuadora comenzando con la piña, luego la espinaca, la proteína en polvo, seguido del coco, las semillas de chía y finalmente la leche de almendras y el agua de coco. Puede que tengas que hacer el batido en 2-3 lotes.

Mezcla hasta lograr una consistencia suave. Prueba y ajustael dulzor, luego vuelve a mezclar.

Vierte el batido en 5 frascos de conserva asegurándote de dejar suficiente espacio libre entre el batido y la tapa del frasco. Coloca la tapa y pon los frascos en el freezer.

Para descongelar, es mejor dejar el batido

a temperatura ambiente durante algunas horas o durante la noche en la nevera.

Información nutricional por porción: calorías 220.4, Proteínas28g, Grasas9.6g, Carbohidratos netos5.8g

Necesito tu ayuda...

¡Gracias de nuevo por descargar este libro! Como has aprendido, es posible simplificar tu estilo de vida y disfrutar de comidas saludables. Tú puedes hacer esto adoptando el Batch Cooking. El Batch Cooking te brinda la libertad de disfrutar de varias comidas bajas en carbohidratos durante toda la semana sin tener que pasar mucho tiempo en la cocina. Solo necesitas hacer tu plan de comidas, conseguir los ingredientes y cocinar.

www.ingramcontent.com/pod-product-compliance
Lightning Source LLC
Chambersburg PA
CBHW071849070526
44583CB00016B/1604